Diagnostik der A

Kompendium Psychologische Diagnostik

Band 8

Diagnostik der Angststörungen

von Prof. Dr. Jürgen Hoyer, Dipl.-Psych. Sylvia Helbig
und Prof. Dr. Jürgen Margraf

Herausgeber der Reihe:

Prof. Dr. Franz Petermann und Prof. Dr. Heinz Holling

Diagnostik der Angststörungen

von Jürgen Hoyer, Sylvia Helbig
und Jürgen Margraf

HOGREFE
GÖTTINGEN · BERN · WIEN
TORONTO · SEATTLE · OXFORD · PRAG

Prof. Dr. Jürgen Hoyer, geb. 1958. 1977-1984 Studium der Psychologie in Göttingen. Danach therapeutischer Mitarbeiter in der Forensischen Psychiatrie (Landeskrankenhaus Moringen). 1987-1998 Wissenschaftlicher Mitarbeiter und Hochschulassistent an der Johann-Wolfgang-Goethe-Universität, Frankfurt. 1992 Promotion. 1999 Habilitation. 1999 Approbation als Psychologischer Psychotherapeut. Seit 1999 Oberassistent am Institut für Klinische Psychologie und Psychotherapie, TU Dresden. Seit 2002 Leiter der Institutsambulanz für Psychotherapie und des Aufbaustudiengangs Psychologische Psychotherapie, TU Dresden.

Dipl.-Psych. Sylvia Helbig, geb. 1978. 1997-2002 Studium der Psychologie in Dresden. Seit 2002 Studentische Hilfskraft in der AG Soziale Phobie am Institut für Klinische Psychologie und seit 2003 Wissenschaftliche Mitarbeiterin am Institut für Klinische Psychologie der TU Dresden. Seit 2003 Ausbildung zur Psychologischen Psychotherapeutin.

Prof. Dr. Jürgen Margraf, geb. 1956. 1975-1982 Studium der Psychologie, Soziologie und Physiologie in München, Brüssel, Kiel und Tübingen. 1986 Promotion. 1983-1986 Research Scholar in Psychiatry and Behavioral Sciences an der Stanford University in Stanford. Danach Wissenschaftlicher Mitarbeiter an der Universität Tübingen und Hochschulassistent an der Universität Marburg. 1990 Habilitation. 1990-1992 Vertretung des Lehrstuhls für Klinische Psychologie an der Universität Münster, dann Wechsel auf eine Professur für Klinische Psychologie an der FU Berlin. 1993-1999 Professor für Klinische Psychologie und Psychotherapie an der TU Dresden. Seitdem Ordinarius für Klinische Psychologie und Psychotherapie an der Universität Basel und Leiter der dortigen Verhaltenstherapie-Ambulanz.

Bibliografische Information Der Deutschen Bibliothek
Die Deutsche Bibliothek verzeichnet diese Publikation in der Deutschen Nationalbibliografie; detaillierte bibliografische Daten sind im Internet über http://dnb.ddb.de abrufbar

Göttingen • Bern • Wien • Toronto • Seattle • Oxford • Prag
Rohnsweg 25, 37085 Göttingen

http://www.hogrefe.de
Aktuelle Informationen • Weitere Titel zum Thema • Ergänzende Materialien

---

Satz: Grafik-Design Fischer, 99423 Weimar
Druck: AZ Druck und Datentechnik GmbH, 87437 Kempten
Printed in Germany
Auf säurefreiem Papier gedruckt

ISBN 3-8017-1960-X

Vorwort der Herausgeber

Die Methoden der Psychologischen Diagnostik dienen der Erhebung und Aufbereitung von Informationen, um begründete Entscheidungen zu treffen. Heute bietet die Psychologische Diagnostik ein großes Spektrum an Erhebungsverfahren, das von systematischen Ansätzen zur Befragung und Beobachtung bis zum Einsatz psychometrischer Tests und physiologischer Methoden reicht. Immer schwieriger wird die gezielte Auswahl geeigneter Verfahren und die Kombination verschiedener Ansätze im Rahmen einer ökonomischen Diagnosestrategie.

Unsere Buchreihe möchte aktuelles Wissen über diagnostische Verfahren und Prozeduren zur Weiterentwicklung der Psychologischen Diagnostik zusammenstellen. Wir als Herausgeber der Buchreihe erwarten, dass zukünftig die Kompetenzen der Psychologischen Diagnostik verstärkt nachgefragt werden. Es handelt sich hierbei um Basiskompetenzen psychologischen Handelns, denen in den letzten beiden Jahrzehnten im deutschen Sprachraum relativ wenig Aufmerksamkeit geschenkt wurde. Zukünftig sollten Problemanalysen und Problemlösungen vermehrt auf dieses gut fundierte Fachwissen der Psychologie zurückgreifen.

Die einzelnen Bände dieser Reihe konzentrieren sich jeweils auf spezifische psychologische Themengebiete wie zum Beispiel Affektive Störungen oder Aufmerksamkeit. Durch diese Spezifikation können diagnostische Fragen im Rahmen der einzelnen Themen intensiver als in der Standardliteratur abgehandelt werden. Zudem kann eine engere Verbindung zwischen theoretischen Grundlagen und den diagnostischen Fragestellungen erfolgen.

Diese Reihe möchte dem Praktiker eine Orientierung und Vorgehensweisen vermitteln, um in der Praxis eine optimale Diagnosestrategie zu entwickeln. Kurzgefasste Übersichten über die aktuellen Trends, praxisnahe Verfahrensbeschreibungen und Fallbeispiele erleichtern auf verschiedenen Ebenen den Zugang zum Thema. Ziel der Reihe ist es somit, die diagnostische Kompetenz im Alltag zu erhöhen. Dies bedeutet vor allem

- diagnostische Entscheidungen zu verbessern,
- Interventionsplanungen besser zu begründen und
- in allen Phasen der Informationsgewinnung die Praxiskontrolle zu optimieren.

Unser Anspruch besteht darin, bestehende Routinen der Psychologischen Diagnostik kritisch zu durchleuchten, Bewährtes zu festigen und neue Wege der Diagnostik, zum Beispiel im Rahmen computerunterstützter Vorgehensweisen und neuerer testtheoretischer Ansätze, zu etablieren.

Mit unserer Buchreihe möchten wir in den nächsten Jahren schrittweise und systematisch verschiedene Anwendungsbereiche der Psychologischen Diagnostik bearbeiten. Pro Jahr sollen zwei bis drei Bände publiziert werden, wobei jeder Band zirka 120 bis 150 Druckseiten haben soll. Folgende Bände sind in Vorbereitung:

Forensisch-psychologische Diagnostik
Persönlichkeitsdiagnostik
Sprachdiagnostik
Organisationsdiagnostik

Die Reihe startete mit Fragestellungen der Klinischen Diagnostik und wird sich schrittweise auf andere Gebiete erweitern. Wir wünschen uns hierzu einen intensiven Austausch mit unseren Lesern.

Bremen und Münster, im März 2005

Franz Petermann
und Heinz Holling

Inhaltsverzeichnis

1 Angst und Ängstlichkeit

Angst als Grundemotion, Ängstlichkeit als wichtiges differenzialpsychologisches Merkmal, Angststörungen als am weitesten verbreitete psychische Störungen – über alle diese Bereiche ließe sich angesichts ihrer Bedeutung ein eigenes Kompendium der Diagnostik verfassen. Im vorliegenden Band konzentrieren wir uns auf die Angststörungen, wenngleich diese nicht losgelöst von der Emotion Angst und der Disposition Ängstlichkeit zu sehen sind.

1.1 Angst – oder: wie diagnostiziert man ein Gefühl?

Es lässt sich mit physikalischen Methoden eindeutig feststellen, wie gesättigt das Rot einer Polyantha-Rose ist. Ebenso genau lässt sich bestimmen, wie hoch das hohe C oder wie groß eine Nervenzelle ist. Wie stark die Angst eines Menschen in einer spezifischen Situation ist, lässt sich hingegen nicht ohne weiteres beziffern. Warum dies so schwierig ist, versteht man besser, wenn man sich mit einigen typischen Kennzeichen der Angst vertraut macht.

Angst ist mehrdimensional

Angst ist nicht eindimensional. Angst ist eine Emotion und somit nicht nur als gefühlte Erlebnisqualität, sondern als komplexes Reaktionsmuster auf mehreren Ebenen zu verstehen. Die biologische Funktion von Emotionen besteht in der Vorbereitung von Handlungen. Im Falle der Angst geht es um die rasche Reaktion auf Gefahren. Damit sind neben dem Erleben auch das Verhalten und die körperliche Reaktionsbereitschaft integrale Bestandteile der Angst. Die vielfältigen Facetten der Angst werden am häufigsten in drei Bereiche untergliedert, die als relativ selbständige Reaktionssysteme aufgefasst werden:

die drei Ebenen der Angst

- subjektive Ebene: das, was wir denken und empfinden,
- motorische Ebene: das, was wir tun (z. B. Kämpfen, Fortlaufen, Erstarren) und
- physiologische Ebene: körperliche Vorgänge, die zum Beispiel mit der Ausschüttung bestimmter Hormone zusammenhängen.

Es ist ein wesentliches Problem bei der Diagnostik der Angst, dass die verschiedenen Reaktionsebenen häufig nicht übereinstimmen. Dies wird von Hodgson und Rachman (1974) oder Marks (1987) als „Desynchronie der Angst“ bezeichnet. Es mag zunächst überraschen, dass Menschen manchmal sagen, sie hätten große Angst, aber äußerlich völlig ruhig wirken oder umgekehrt stark zittern und völlig bleich sind, aber gleichzeitig behaupten, sie wären ganz ruhig. Diese mangelnde Übereinstimmung ist nicht der Regelfall, muss aber unter der Zielstellung einer reliablen und validen Angstdiagnostik stets berücksichtigt werden. Eine einfache Lösung für diese Probleme ist nicht in Sicht, da keine der Ebenen auf eine der anderen Ebenen reduziert werden kann (vgl. Lang, 1985). Für eine umfassende Kenntnis von Ängsten ist daher die Beachtung aller drei Ebenen erforderlich, eine Forderung, die in Forschung und Praxis aber oft nicht realisiert wird (Wilhelm & Roth, 2001).

Angst ist subjektiv

Ein weiteres Problem der Angstmessung: Angsterleben ist subjektiv. In der Praxis der Angstdiagnostik werden deshalb alle drei genannten Ebenen der Angst oft über verbale Aussagen der Betroffenen im Fragebogen oder Interview diagnostiziert. Solche Angaben sind jedoch keine getreue Abbildung eines gegebenen, interozeptiven Reizes, den man mit objektiven Methoden messen könnte. Schon für ganz einfache und eindimensionale Stimuli gilt, dass der Organismus kein passiver Empfänger der Information ist, sondern dass alle Sinnes- und Wahrnehmungssysteme aktiv zusammen arbeiten müssen, um einen stabilen Wahrnehmungsinhalt zu erzeugen (Pennebaker, 2000).

Wahrnehmung und Mitteilung von Angst unterscheiden sich intra- und interindividuell

Die Wahrnehmung eines einzigen Angstsymptoms, wie etwa des Herzklopfens, wird von einer Vielzahl von Faktoren beeinflusst. Zu diesen zählen Aufmerksamkeitsprozesse (gibt es Ablenkung, jemanden der beruhigt oder ist man allein), die aktive, schemageleitete Informationssuche (Hypothesen über die Bedeutung des Herzklopfens) oder Prozesse des perzeptuellen Lernens.

Auch die Frage, ob ein einmal wahrgenommenes Symptom überhaupt berichtet wird, unterliegt vielfältigen Einflüssen. Hierzu zählen das Geschlecht (Frauen berichten eher über Angstsymptome) und Persönlichkeits- oder Stimmungsfaktoren wie etwa die negative Affektivität (vgl. Pennebaker, 2000). Ferner können individuelle Tendenzen zur Simulation oder Dissimulation, der Wunsch nach Entlastung oder Behandlung, oder die Furcht vor Stigmatisierung Aussagen über die erlebte Angst beeinflussen.

Die körperlichen Korrelate der Angst machen eine weitere Komplikation wahrscheinlich: Angst wird nicht als „Angst“ wahrgenommen, sondern nur die mit ihr verbundenen körperlichen Symptome. Dies macht es im Versorgungsalltag oft schwierig, Patienten, deren Symptome eigentlich Ausdruck einer Angststörung sind, auch als solche zu erkennen und sie nicht mit Depressiven, Schlafgestörten oder einfach nur besonders stressgeplagten Menschen zu verwechseln (Hoyer et al., 2001). Das Zusammenspiel der genannten Faktoren erklärt die oft mangelnde Eindeutigkeit in den subjektiven Angaben über Angst und Angstsymptome.

körperliche Symptome erschweren die Angstdiagnostik

Die geschilderten Probleme machen es aber umso dringlicher, Angstsymptome mit standardisierten und am besten auch normierten Verfahren zu messen. Auf Grund der Vielfältigkeit der Angstphänomene und der großen Verbreitung von Angststörungen sind weltweit mehrere hundert psychometrisch mehr oder weniger gründlich validierte angstdiagnostische Verfahren entwickelt worden (Anthony, Orsillo & Roemer, 2002; Hoyer & Margraf, 2003). Die für die Praxis wichtigsten und am besten bewährten Verfahren werden wir vorstellen.

Die Angstforschung hat schon frühzeitig versucht, Angst nicht nur über subjektive Angaben, sondern auch über valide physiologische Maße zu erfassen. Hierzu zählen etwa die Pulsfrequenz oder der Hautleitwiderstand. Wie solche Maße trotz ihrer hohen situationsabhängigen Schwankungsanfälligkeit für die Diagnostik und Therapieplanung genutzt werden können, soll dargestellt werden. Auch Verhaltenstests der Angst (die gewissermaßen die motorische Ebene abdecken) werden im Überblick vorgestellt.

Angst ist flüchtig

Eine letzte und ebenfalls wichtige Schwierigkeit der Angstdiagnostik ist, dass Angst meist eine kurz andauernde Reaktion darstellt. Sie kann nach wenigen Sekunden wieder verflogen sein. Auch *wann* sie sich *wie stark* einstellt, also ihr Verlauf, bildet ein wichtiges Merkmal.

Angstreaktionen verlaufen unterschiedlich

So zeigen die bekannten Studien zur Kontingenz von Angstreaktion und Angstsituation von Epstein (z. B. Fenz & Epstein, 1967), dass sich Angsterleben und physiologische Angstreaktion zwischen erfahrenen und unerfahrenen Fallschirmspringern deutlich unterscheiden. Das gilt nicht nur für die Höhe der Angstreaktion (die physiologische Erregung bei den unerfahrenen Springern ist insgesamt höher), sondern auch für ihren Verlauf: Zwar ist das Angstempfinden in beiden Gruppen ähnlich stark ausgeprägt, aber die erfahrenen Springer erleben die intensivste Angstempfindung in der Nacht vor dem Sprung, während die unerfahrenen Springer die stärkste Angst erst unmittelbar bei dem Signal zum Sprung erleben. Dies zeigt zum einen die Rolle der Erfahrung bei der Intensität der (physiologischen) Angstreaktion und bei der Bewältigung der Angst, zum anderen aber auch die Verlaufsabhängigkeit und hohe Variabilität der Angst: Die Frage, wie viel Angst Fallschirmspringer vor dem Absprung erleben, ist also ohne die Erfassung der Dauer und vor allem des zeitlichen Verlaufs der Angst nicht sinnvoll zu beantworten.

Ängste sind klinisch bedeutsam, wenn sie das Leben beeinträchtigen

Ein ähnliches Beispiel sehen wir bei der Prüfungsangst. Unmittelbar vor der Prüfung haben wohl die meisten Prüflinge intensive Angst. Für die *klinische Bedeutung* der Angst ist dementsprechend etwas anderes entscheidend, nämlich die Frage, ob die Angst während der Prüfung auf einem hohen Niveau bleibt und deshalb die Leistungsfähigkeit beeinträchtigt. Für die im Folgenden im Vordergrund stehenden Angststörungen ist oft genau dieses der Fall: die Angst hält an und wird dadurch zu einer Beeinträchtigung.

Schwierigkeiten bei der Diagnostik der Angst
– Angst ist multidimensional – Angst ist subjektiv – Angst ist zeitlich variabel

Diese kurzen Ausführungen machen insgesamt bereits deutlich, dass die Probleme bei der Diagnostik der Angst und der Angststörungen zunächst in der Natur des Phänomens selbst und in den vielfältigen psychologischen Determinanten der Wahrnehmung und der Mitteilung von Angst begründet liegen. Dies macht es umso schwieriger, psychometrisch befriedigende und in Forschung und Therapie gut einsetzbare Methoden zu finden, so dass dieses Gebiet zu den besonders anforderungsreichen, aber auch faszinierenden Themen der Diagnostik gehört.

1.2 Ängstlichkeit und neurobiologische Grundlagen pathologischer Angst

Angst als Zustand vs. als Eigenschaft

Menschen unterscheiden sich in der Tendenz, Situationen als potenziell gefährlich wahrzunehmen und mit starker Angst zu reagieren. Dieser zeitlich überdauernde Aspekt der Angst wurde als Eigenschafts-Angst (trait anxiety) oder Ängstlichkeit beschrieben und dem Konzept der Zustands-Angst (state anxiety) gegenübergestellt.

Erhöhte Ängstlichkeit ist für ätiologische Modelle pathologischer Angst und für das Verständnis ihrer neurobiologischen Wurzeln von großer Bedeutung.

Im klassischen Persönlichkeitsmodell von Eysenck (1981) ist neben der bipolaren Dimension Extraversion-Introversion der so genannte Neurotizismusfaktor die zweite wesentliche Dimension der Persönlichkeit. Ängstlichkeit wird durch eine bestimmte Kombination dieser beiden Faktoren konstituiert, nämlich durch eine hohe Erregungssensibilität des autonomen Nervensystems (= hoher Neurotizismus) und durch hohe kortikale Erregung (= hohe Ausprägung von Introversion).

„Behavioral Inhibition System" BIS

Für die heutige neurobiologisch orientierte Forschung zur Angst ist das – mit Eysencks Annahmen jedoch durchaus kompatible – Modell von Gray (1982) zum Verhaltenshemmsystem (Behavioral Inhibition System, BIS) wichtiger, da es konkrete Angaben zu neurobiologischen Substraten der Angst macht und sich auf eine Vielzahl von Forschungsbefunden stützen kann. Danach wirken auf das BIS drei Klassen von Stimuli ein: Bestrafung, Nichtbelohnung und neuartige Stimuli. Auf diese reagiert das System mit drei Reaktionen:

- andere gleichzeitige Reaktionen werden gehemmt,
- das Erregungsniveau steigt und
- die Aufmerksamkeit wird vermehrt auf die Umwelt gerichtet.

Eine Aktivierung des BIS bedeutet Angst.

Die Suche nach den neuronalen Substraten des BIS stützte sich vor allem auf verhaltensbiologische und pharmakologische Studien und zeigte die große Bedeutung des septo-hippokampalen Systems (Hippocampus und Septum-Kerne). Läsionen dieses Systems führten bei Versuchstieren zu ähnlichen Reaktionen, wie sie auch durch Anxiolytika hervorgerufen werden. Umgekehrt konnte gezeigt werden, dass eine Aktivierung des septo-hippokampalen Systems durch noradrenerge und serotonerge Transmitter vermittelt wird, die generell bei Angst und Stress eine große Rolle spielen.

Behavioral Inhibition als frühkindliche Verhaltenshemmung

Weniger als Persönlichkeitsmerkmal, denn als genetisch determinierte Temperamentsausprägung ist die von Kagan (1989; Kagan & Snidman, 1999) beschriebene „Verhaltenshemmung" (Behavioral Inhibition) zu verstehen. Kagan fand bei Zweijährigen ein charakteristisches Verhaltensmuster, wenn sie mit neuartigen Situationen oder Fremden in Kontakt gebracht wurden: Sie zogen sich zurück, suchten Schutz bei jemandem, den sie kannten, sahen ängstlich aus und stellten ihr Spielverhalten ein; sie sprachen und lächelten nicht. Während ca. 15 bis 20 % der Kinder konsistent dieses Muster zeigte, reagierte eine größere Gruppe (30 bis 35 %) konträr auf die gleiche Situation, indem sie spontan Kontakt aufnahm, sprach und lächelte. Da diese Verhaltensmuster bei ca. 75 % der Kinder über Jahre hinweg eine große Stabilität zeigten, nimmt Kagan an, dass es sich bei der Behavioral Inhibition um ein genetisch determiniertes Temperament handelt. Dies sei nicht dimensional mehr oder weniger gegeben, sondern eine qualitativ unterscheidbare Disposition. Dennoch sei späteres ängstliches Verhalten durch diese Disposition keineswegs determiniert, sondern die Wahrscheinlichkeit später angstfrei und spontan reagieren zu können, sei durch eine solche Disposition lediglich eingeschränkt (vgl. auch Petermann, Essau & Petermann, 2002).

Behavioral Inhibition als Risikofaktor für die Entwicklung von Angststörungen

Tatsächlich zeigen Übersichtsarbeiten (Turner, Beidel & Wolff, 1996), dass Behavioral Inhibition einen Risikofaktor für spätere Angststörungen darstellt. Ferner wurden zahlreiche psychophysiologische Korrelate der Behavioral Inhibition nachgewiesen, wie erhöhte Speichelkortisolwerte und Muskelspannung, hohe und relativ invariante Herzraten, Pupillenerweiterung und gesteigerte Katecholaminwerte im Urin.

Dieser Hinweis auf biologische Fundamente erhöhter Ängstlichkeit verfolgt nicht das Ziel, umfassend über gängige Angsttheorien zu informieren (vgl. hierzu z. B. Barlow, 2002; Lazarus-Mainka & Siebeneick, 2000). Die genannten zentralen Ansätze liefern aber eine erste Grundlage für theoretisch begründete physiologische und Verhaltenstests der Angst, wie wir sie in Kapitel 8 vorstellen werden. Darüber hinaus liegen zu den genannten Konzepten auch Fragebogenmethoden vor, auf die wir in verschiedenen Kapiteln eingehen werden.

2 Abgrenzung von Angst und Angststörungen

Angst als diagnostisches Leitsymptom

Angst ist eine häufige und intensive Emotion, die jeder kennt, und die in den letzten Dekaden tendenziell zugenommen hat (Twenge, 2000). In übersteigerter Form kann Angst aber auch Leitsymptom einer Angststörung, Ausdruck einer anderen psychopathologischen Abweichung oder einer organischen Erkrankung sein. Dabei ist es wichtig, zwischen den für die klinische Diagnostik klassischen Beschreibungsebenen zu unterscheiden: Symptom, Syndrom und Störung.

2.1 Symptom, Syndrom und Störung

Pathologische Angst ist das Leitsymptom der Angststörungen. *Angstsymptome* sind jedoch außerordentlich heterogen und variabel. Für sie gelten analog die obigen Ausführungen zur Schwierigkeit, Angst als Emotion zu diagnostizieren. Auch über verschiedene Angststörungen hinweg können sich Angstsymptome sehr stark unterscheiden, aber auch ähneln (vgl. Tabelle 1).

Tabelle 1:
Typische Angstsymptome

Symptome	Typisch für ...
nicht auf spezifische Situationen begrenzte, anfallsartig auftretende Angstattacken mit psychischen und körperlichen Symptomen (siehe Kasten 2)	Panikstörung
Furcht vor oder Vermeidung von Menschenmengen, öffentlichen Plätzen, allein oder weit entfernt von Zuhause sein usw.; Furcht die Kontrolle über Körperfunktionen zu verlieren	Agoraphobie
Furcht vor oder Vermeidung von speziellen Situationen (z. B. Höhe, Fliegen, Donner) oder Objekten (Blut und Spritzen, Tiere wie Spinnen, Insekten, Hunde)	Spezifische (isolierte) Phobie
Furcht vor oder Vermeidung von sozialen Situationen, bei denen die Person im Zentrum der Aufmerksamkeit stehen könnte (Reden in der Öffentlichkeit, Konferenzen, Partys, Essen vor anderen); Angst vor Peinlichkeit, Blamage oder Versagen (in den Augen anderer); Erröten	Soziale Phobie

Tabelle 1:
Typische Angstsymptome (Fortsetzung)

Symptome	Typisch für ...
Erwartungsangst verbunden mit psychischen und körperlichen Symptomen; übermäßige, unkontrollierbare, jedoch nicht unbedingt unrealistische Sorgen in mehrerer Lebensbereichen	Generalisierte Angststörung
Zwangsgedanken und Grübelzwänge und/oder Zwangshandlungen (Zwangsrituale), seltener auch Sammeln und Horten	Zwangs-störung
wiederholte Intrusionen (Albträume, Flashbacks etc.); emotionale Taubheit; Vermeidung von Reizen, die an das Trauma erinnern könnten; Hypervigilanz	Posttraumatische Belastungsstörung

Bei jedem einzelnen dieser Symptome stellt sich die Frage, wo die Grenze zwischen einer noch als normal anzusehenden Reaktion und als klinisch auffällig zu betrachtenden Symptomen verläuft.

Ängste sind meist dimensional ausgeprägt

Für etliche Angstsymptome lässt sich zeigen, dass sie eher dimensionaler Natur sind, also keinem Entweder-Oder folgen, sondern bei den Meisten vorhanden und mehr oder weniger stark ausgeprägt sind; dies gilt zum Beispiel für die Redeangst, Bühnenangst (vgl. Abbildung 1), für Besorgnisse (Ruscio, Borkovec & Ruscio, 2001) oder für Schüchternheit.

Auch Erröten in Gegenwart anderer ist ein außerordentlich häufiges Symptom (vgl. Kasten 1); es ist offenbar auch tatsächlich Ausdruck einer gewissen ängstlichen Erregung, aber kann es angesichts seiner weiten Verbreitung klinisch bedeutsam sein?

Kasten 1:
Angst vor dem Erröten – klinisch bedeutsam?

> Frau J., 45 Jahre alt, ist bald nach Beginn ihres Schuldienstes als Lehrerin vor ca. 20 Jahren wieder ausgeschieden, nachdem eine Kollegin sie im Lehrerkollegium darauf angesprochen hatte, warum sie so leicht rot werde. Tatsächlich fallen bei Frau H. auch im diagnostischen Gespräch blass-rötliche Flecken am Hals auf, aber nur wenn man genau hinsieht. Dies verbirgt Frau H. in der Regel durch Halstücher. Viel auffälliger an Frau H. sind aber die von ihr üblicherweise getragenen knallroten Pullover oder Kostümjacken. Die Frage, ob dies von ihrem roten Hals ablenken solle, verneint sie – nein, das stehe ihr einfach gut.

Besonders häufig werden Fragen nach der klinischen Bedeutung bei Symptomen der so genannten Spezifischen Phobien gestellt: Ist die Tatsache, dass eine Person während eines Fluges mit einer Billig-Airline unangenehme Angstgefühle hatte, nun ein Zeichen einer Flugangst oder nicht?

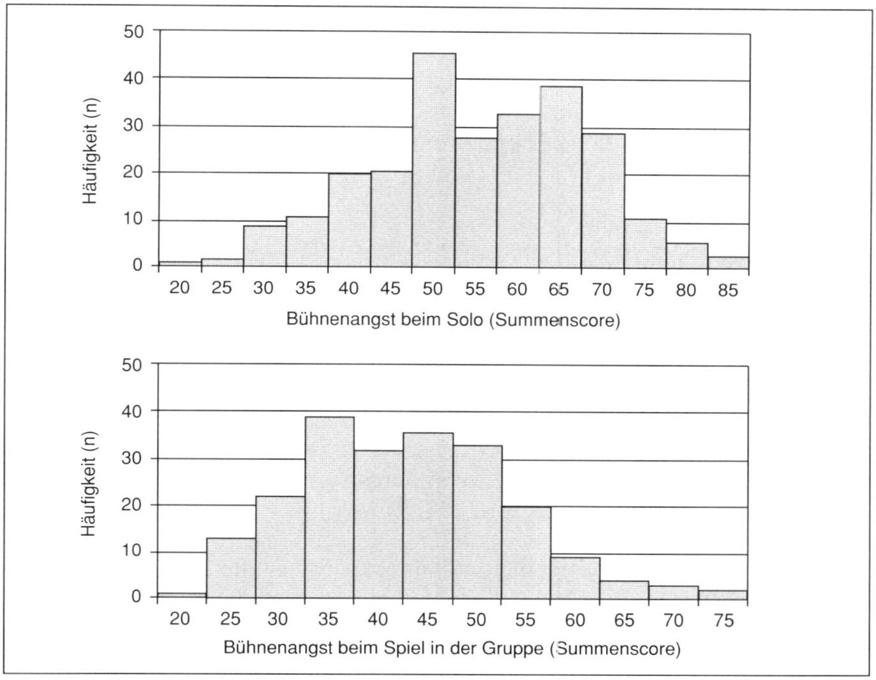

Abbildung 1:
Verteilung von Bühnenangst (Bühnenangstfragebogen, BAF) in einer Stichprobe von Musikstudenten für Solo- und Gruppensituationen: Die Mehrzahl der Studenten kennt diese Symptome offenbar gut. Originaldaten aus dem Datensatz von Fehm & Hille (2005)

Kriterien pathologischer Angst

Es sind vier Kriterien pathologischer Angst, die diese Fragen beantworten können (vgl. Lieb & Wittchen, 1998, S. 882):

- Die Angstreaktionen und das Vermeidungsverhalten werden von den Betroffenen als eigentlich unbegründet, unangemessen stark und unangemessen häufig erlebt.
- Die betroffene Person verstärkt ihr Vermeidungsverhalten und verliert die Kontrolle über die Angst.
- Die Angstreaktionen treten konsistent und überdauernd auf.
- Es kommt zu ausgeprägtem Leiden sowie Beeinträchtigungen der Lebensqualität.

Angewendet auf unsere Beispiele lässt sich die Brauchbarkeit dieser Kriterien gut nachweisen: Während Frau J. jahrzehntelang unter ihrem Symptom leidet und erhebliche Einschränkungen in ihren Lebensmöglichkeiten erlebt, ist das geschilderte Flugangstsymptom weniger bedeutsam, vorausgesetzt, die Person erlebt nur während dieses einen Fluges und auf Grund der speziellen Umgebungsbedingungen die geschilderten Symptome.

einzelne Angstsymptome erlauben noch keinen Rückschluss auf eine Diagnose

Einschränkend muss man aber auch betonen: Einzelne Symptome sind in der Regel – nicht nur im Angstbereich – nicht spezifisch genug, um einen hinreichend sicheren Rückschluss auf eine Störung zuzulassen. Das gilt zum Beispiel auch für Fieber: Es ist sicherlich ein klinisch bedeutsames Symptom, aber auf welche Erkrankung es zurückgeht, lässt sich allein auf Grund der Anamnese des Fiebers (Dauer, Verlauf, Intensität) noch nicht entscheiden.

Angstsyndrome als klinisch bedeutsame Aggregation von Angstsymptomen

Genauso wenig können einzelne Angstsymptome – wie Zittern, Hitze- oder Kältegefühle, Schluckschwierigkeiten, oder intensive Besorgnisse – hinreichend sicher als Ausdruck einer Angststörung identifiziert werden. Erröten etwa kann auch Ausdruck übermäßigen Kaffeegenusses oder noch uneingestandener Verliebtheit sein. Damit die Verdachtsdiagnose sinnvoll erscheint, muss das Symptom im Verbund mit anderen klinisch charakteristischen Symptomen auftreten. Lassen sich konsistente klinisch bedeutsame Muster oder Aggregationen von Angstsymptomen finden, so spricht man von *Angstsyndromen* (vgl. Kasten 2).

Das beste Beispiel hierfür ist die Panikattacke. Sie ist nicht nur durch ein intensives Angsterlebnis gekennzeichnet, sondern auch durch eine Reihe kaskadenhaft ablaufender physiologischer Angstreaktionen.

Kasten 2:
Ein Angstsyndrom: die Panikattacke

Die Panikattacke ist eine klar abgrenzbare Episode intensiver Angst und Unbehagens, bei der mindestens vier der nachfolgend genannten Symptome abrupt auftreten und innerhalb von zehn Minuten ihren Höhepunkt erreichen:

- Palpitationen, Herzklopfen oder beschleunigter Herzschlag,
- Schwitzen,
- Zittern oder Beben,
- Gefühle der Kurzatmigkeit oder der Atemnot,
- Erstickungsgefühle,
- Schmerzen oder Beklemmungsgefühle in der Brust,
- Übelkeit oder Magen-Darm-Beschwerden,
- Schwindel, Unsicherheit, Benommenheit oder der Ohnmacht nahe sein,
- Derealisation (Gefühl der Unwirklichkeit) oder Depersonalisation (sich losgelöst fühlen),
- Angst, die Kontrolle zu verlieren oder verrückt zu werden,
- Angst zu sterben,
- Parästhesien (Taubheit oder Kribbelgefühle) und
- Hitzewallungen oder Kälteschauer.

Weitere Beispiele sind das Sorgensyndrom bei der Generalisierten Angststörung (die Sorgen müssen von charakteristischen körperlichen Symptomen begleitet sein) oder das typische agoraphobische Vermeidungsverhalten.

Diagnostik von Angststörungen folgt verbindlichen Kriterien

Für die Entscheidung darüber, ob eine *Angststörung* vorliegt oder nicht, ist zu prüfen, ob spezifische, in den international verbindlichen Klassifikationssystemen (siehe Kapitel 3) detailliert beschriebene Merkmale vorliegen, die eine Diagnosevergabe rechtfertigen. Dazu gehören, neben genau definierten Einzelsymptomen oder Syndromen, auch Regeln über die zeitliche Erstreckung der Symptome oder Syndrome und über den Grad der mit ihnen verbundenen Beeinträchtigung. Zum Beispiel ist es auf Grund der hohen Prävalenz einzelner Panikattacken nicht sinnvoll, die Diagnose „Panikstörung" zu vergeben, ohne dass dieses Syndrom mit einer gewissen Häufigkeit auftritt oder dass die Angst davor, dass es wieder auftreten wird, ein hohes Beeinträchtigungspotenzial entwickelt. Ferner sind für die meisten Diagnosen Ausschlussregeln zu befolgen. Fast alle relevanten Symptome können auch durch andere psychische Störungen oder durch körperliche Erkrankungen verursacht werden. Nur wenn dieses ausgeschlossen werden kann, ist die Vergabe der Diagnose hinreichend gerechtfertigt.

Die Überlappung zwischen ähnlichen Störungen und Erkrankungen – wie zum Beispiel Angst und Depression – ist naturgemäß auf der Ebene der Symptome am größten, wird auf der Ebene der Syndrome geringer und ist auf der Ebene der Störungen am geringsten (Hiller, Zaudig & von Bose, 1989; vgl. Abbildung 2).

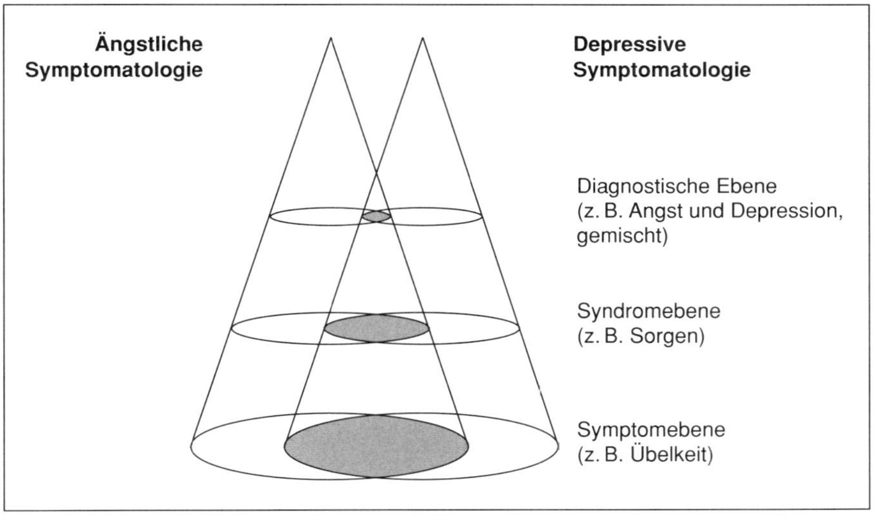

Abbildung 2:
Modell der Überlappung von Angst und Depression (nach Hiller, Zaudig & von Bose, 1989)

2.2 Bedeutung von Angststörungen in der Versorgung

Angststörungen gehören zu den verbreitetsten psychischen Störungen. Patienten mit Angststörungen sind in der medizinischen und psychotherapeutischen Versorgung häufig, auch wenn die diagnostischen Erkennensraten noch verbesserungswürdig sind (Hoyer et al., 2001).

Wie geschildert, sind die Erscheinungsbilder der Angst und der Angststörungen vielfältig. Beispiele sind Patienten, die wichtige medizinische Maßnahmen vermeiden (z. B. Dental- oder Blut-, Verletzungs- und Spritzen-Phobiker) ebenso wie Patienten, die ohne Koronarbefund herzbezogene Todesängste entwickeln oder Patienten, deren geschilderte „Nervosität" eigentlich unkontrollierbare Erwartungsangst ist. Alle diese (aber nicht nur diese) Patienten könnten Angstpatienten sein und bedürfen spezifischer Diagnostik und Behandlung.

Angststörungen sind häufig

Angststörungen sind bei Frauen die häufigsten psychischen Störungen. Bei Männern stehen sie nach Alkohol- und Medikamentenabhängigkeit an zweiter Stelle (Wittchen & Jacobi, 2002). Auf der Basis internationaler epidemiologischer Studien wird die Lebenszeitprävalenzrate der Angststörungen auf 24,9 % und die Rate für die Ein-Jahres-Prävalenz irgendeiner Angststörung auf 16,4 % geschätzt; beide Werte sind bei Frauen höher (30,5 % bzw. 22,6 %; Männer: 19,2 % bzw. 11,8 %) (Barlow, 2002).

Angststörungen sind durch einen frühen Beginn gekennzeichnet

Der Beginn liegt oft schon in der Adoleszenz oder im frühen Erwachsenenalter. Der Verlauf ist häufig ungünstiger, als lange Zeit angenommen. Ohne angemessene Behandlung kann das Problem oft jahrzehntelang bestehen. In vielen Fällen kommt es sekundär zur Ausbildung von Depressionen. Aber auch Abhängigkeitsprobleme, verminderte berufliche und soziale Entwicklungsmöglichkeiten, sowie ein zunehmender Verlust an Lebensqualität können zu den Folgeproblemen zählen, unter denen die Betroffenen und nicht selten auch ihre Partner und Familien leiden.

Ein rechtzeitiges Erkennen der Angststörungen ist deshalb von besonderer Bedeutung (Wittchen & Jacobi, 2002). Da den meisten Patienten aber das Wissen über Angststörungen fehlt, können die Konsultationsgründe sehr vielfältig sein und umfassen unspezifische Symptome wie Herzbeschwerden und Brustschmerzen, Schlafstörungen, Stress, Nervosität, oder Ruhelosigkeit und Konzentrationsschwäche. Eine unspezifische Behandlung dieser oft unerkannt gebliebenen Angstsymptome kann langjährige Patientenkarrieren begründen, die durch häufigen Behandlerwechsel ohne sichtbaren therapeutischen Fortschritt gekennzeichnet sind.

Der Behandlungsbedarf ist somit enorm. Besonders in der Psychotherapie haben sich in den letzten 20 Jahren die Behandlungsmöglichkeiten erfolgreich weiterentwickelt. Vornehmlich gilt dies für verhaltenstherapeutische Interventionen (vgl. Barlow, 2002). Weiterhin wird für die Behandlung von Angststörungen der Einsatz von Psychopharmaka diskutiert, wobei insbesondere Antidepressiva, namentlich Selektive Serotonin-Rückaufnahme-Inhibitoren (SSRI), Selektive Serotonin-Noradrenalin-Rückaufnahme-Inhibitoren (SNRI) und Nichtselektive Monoamin-Rückaufnahme-Inhibitoren (NSMRI, trizyklische Antidepressiva), gute Erfolgsraten versprechen.

für Angststörungen gibt es verschiedene Behandlungsansätze

Die Abklärung der Behandlungsbedürftigkeit, der Ausschluss anderer psychiatrischer oder organischer Erkrankungen und die genaue Diagnose der vorliegenden (oft mehreren) Angststörung(en) selbst stehen deshalb am Beginn jeder langfristig erfolgreichen Behandlung und können auch für die Gutachtenpraxis von großer Bedeutung sein.

3 Klassifikation von Angststörungen

3.1 Diagnostische Kriterien

Angststörungen werden im Allgemeinen durch unangemessene oder übertriebene Angstreaktionen gekennzeichnet, die sich auf verschiedenste innere und äußere Stimuli beziehen können. Als Folge der Angst werden die gefürchteten Situationen oder Reize häufig vermieden, was zu einer deutlichen Einschränkung der Lebensführung und zu ausgeprägten Belastungen für die Betroffenen führt.

klassifikatorische Diagnostik mittels DSM-IV oder ICD-10

Maßgebend für die klassifikatorische Diagnostik von Angststörungen sind die klinisch-diagnostischen Leitlinien der Weltgesundheitsorganisation WHO („International Classification of Diseases" – ICD-10) sowie das DSM-IV, die vierte Ausgabe des Diagnostischen und Statistischen Manuals Psychischer Störungen, das mittlerweile in revidierter Form vorliegt (DSM-IV-TR).

In der ICD-10 werden Angststörungen der Kategorie „Neurotische, Belastungs- und somatoforme Störungen" (F4) zugeordnet, zusammen mit somatoformen Störungen, Anpassungsstörungen und dissoziativen Störungen. Innerhalb dieser Kategorie (F4) wird weiterhin unterteilt in Phobische Störungen (F40), Sonstige Angststörungen (F41), Zwangsstörungen (F42) sowie Reaktionen auf schwere Belastungen (F43).

Das DSM-IV fasst dagegen alle Angststörungen unter einer gleichnamigen Kategorie zusammen. Dabei werden auch Zwangstörungen und Posttraumatische Belastungsstörungen unmittelbar zu den Angststörungen gezählt. Zusätzlich erlaubt das DSM-IV die Kodierung von substanzinduzierten Angststörungen sowie von Angststörungen, die auf einen medizinischen Krankheitsfaktor zurückzuführen sind. Tabelle 2 bietet einen Überblick über diagnostizierbare Angststörungen in beiden Klassifikationssystemen.

DSM-IV und ICD-10 unterscheiden sich in einzelnen diagnostischen Kriterien

Obwohl es mittlerweile Bemühungen gegeben hat, die beiden Klassifikationssysteme aneinander anzupassen, weisen Andrews und Slade (2002) darauf hin, dass einige entscheidende Unterschiede in den diagnostischen Kriterien von Angststörungen bestehen, insbesondere bezüglich der geforderten Symptome sowie den Ein- und Ausschlusskriterien. Im Folgenden werden für beide allgemein gängigen Klassifikationssysteme die jeweiligen Diagnosekriterien sowie ihre wesentlichen Unterschiede zusammenfassend dargestellt.

Tabelle 2:
Diagnostische Kategorien für Angststörungen im DSM-IV-TR und ICD-10

ICD-10		DSM-IV-TR	
F4	**Neurotische, Belastungs- und somatoforme Störungen**		**Angststörungen**
F40	*Phobische Störungen*		
.00	Agoraphobie ohne Panikstörung	300.22	Agoraphobie ohne Panikanfälle in der Vorgeschichte
.01	Agoraphobie mit Panikstörung		
.1	Soziale Phobie	300.23	Soziale Phobie
.2	Spezifische (isolierte) Phobien	300.29	Spezifische Phobien
.8	Sonstige phobische Störungen		
.9	Nicht näher bezeichnete phobische Störung		
F41	*Sonstige Angststörungen*		
.0	Panikstörung	300.01 300.21	Panikstörung ohne Agoraphobie Panikstörung mit Agoraphobie
.1	Generalisierte Angststörung	300.02	Generalisierte Angststörung
.2	Angst und depressive Störung gemischt		
.3	Andere gemischte Angststörungen		
.8	Sonstige näher bezeichnete Angststörungen		
.9	Nicht näher bezeichnete Angststörung	300.00	Angststörung n. n. b.
F42	*Zwangsstörung*	300.3	Zwangsstörung
.0	Vorwiegend Zwangsgedanken oder Grübelzwang		
.1	Vorwiegend Zwangshandlungen (Zwangsrituale)		
.2	Zwangsgedanken und -handlungen, gemischt		
.8	Sonstige Zwangsstörungen		
.9	Nicht näher bezeichnete Zwangsstörung		
F43	*Reaktionen auf schwere Belastungen*		
.0	Akute Belastungsreaktion	308.3	Akute Belastungsstörung
.1	Posttraumatische Belastungsreaktion	309.81 293.84 292.89	Posttraumatische Belastungsstörung Angststörungen auf Grund eines medizinischen Krankheitsfaktors Substanzinduzierte Angststörungen

3.1.1 Panikstörung und Agoraphobie

wiederkehrende Panikattacken sind Leitmerkmale der Panikstörung

Hauptkennzeichen der Panikstörung sind wiederkehrende schwere Angst- oder Panikattacken (vgl. Kasten 2), die nicht situativ gebunden und damit für den Betroffenen unerwartet auftreten. Obwohl Panikattacken insbesondere in klinischen Populationen sehr häufig sind (bis zu 60 % in kardiologischen Kliniken), hat die reine Panikstörung mit einer Häufigkeit von ein bis zwei Prozent eine viel geringere Prävalenz. Die Kriterien der Panikstörung nach DSM-IV sind in Tabelle 3 den ICD-10-Kriterien gegenübergestellt.

Tabelle 3:
Diagnostische Kriterien der Panikstörung

Kriterium	ICD-10	DSM-IV-TR	Unterschiede

Symptomatik	– wiederkehrende, schwere Angstattacken, die sich nicht auf eine spezifische Situation beschränken und damit unvorhersehbar sind
	– treten in Situationen auf, in denen keine objektive Gefahr besteht und sind nicht vorhersagbar
	– zwischen den Attacken müssen weitgehend angstfreie Zustände liegen
		– wiederkehrende, unerwartete Panikattacken
		– mind. eins der folgenden Symptome nach mind. einer Panikattacke:
		  – Besorgnis über Auftreten weiterer Panikattacken
		  – Sorgen über die Bedeutung der Attacke oder ihrer Konsequenzen
		  – deutliche Verhaltensänderung als Folge der Attacke
			im DSM-IV Kognitionen bzw. Verhaltensebene Teil der diagnostischen Kriterien

Zeitkriterien	– mehrere Anfälle innerhalb eines Monats	– auf mind. eine Attacke folgte mind. ein Monat mit den oben genannten Symptomen	ICD-10 verlangt mehrere Anfälle in einem Monat; nach DSM-IV nur ein Monat mit Sorge nötig
Differenzialdiagnostik	– nur bei Fehlen anderer Phobien (Agoraphobie, Spezifische Phobie, Soziale Phobie) – bei Vorliegen einer depressiven Störung Panikstörung nicht als Hauptdiagnose	– Symptome werden nicht besser durch andere psychische Störung erklärt – Ausschluss eines medizinischen Krankheitsfaktors – Ausschluss von Substanzeinwirkung	in der ICD-10 keine Komorbidität mit anderen Phobien möglich
Spezifikationen		– mit oder ohne Vorliegen einer Agoraphobie	in der ICD-10 ist die Agoraphobie die hierarchisch höhere Störung

Die Panikstörung wird häufig von einer Agoraphobie begleitet, die durch folgende Kriterien (DSM-IV) definiert wird:

diagnostische Kriterien der Agoraphobie

- Angst, an Orten zu sein, von denen eine Flucht schwierig (oder peinlich) sein könnte oder wo im Falle einer unerwarteten oder durch die Situation begünstigten Panikattacke Hilfe nicht erreichbar sein könnte.
- Die Situationen werden vermieden oder werden nur mit deutlichem Unbehagen oder Angst vor dem Auftreten einer Panikattacke durchgestanden bzw. können nur in Begleitung aufgesucht werden.
- Die Angst oder das Vermeidungsverhalten werden nicht durch eine andere psychische Störung besser erklärt, wie die Soziale Phobie (Vermeidung sozialer Situationen), die Spezifische Phobie (Vermeidung beschränkt auf einzelne Situationen, wie Fahrstuhl), Zwangsstörung (z. B. Vermeidung von Schmutz als Angst vor Kontamination), Posttraumatische Belastungsstörung (Vermeidung von Reizen, die mit der belastenden Situation assoziiert sind) oder Störung mit Trennungsangst (Vermeidung, das Zuhause oder Angehörige zu verlassen).

Agoraphobie ist im ICD-10 als übergeordnete Störung, im DSM-IV als Syndrom definiert

In der ICD-10 ist die Agoraphobie hierarchisch der Panikstörung übergeordnet und wird entsprechend als Agoraphobie mit bzw. ohne Panikstörung kodiert. Im DSM-IV dagegen ist die Agoraphobie im engeren Sinn nur als Syndrom definiert, das innerhalb verschiedener Störungsbilder auftreten kann. Dies sind vor allem die Panikstörung mit Agoraphobie und die Agoraphobie ohne Panikanfälle in der Vorgeschichte.

Auf Grund dieser unterschiedlichen Priorisierung werden in Prävalenzuntersuchungen Panikstörungen nach ICD-10 seltener diagnostiziert als nach DSM-IV.

3.1.2 Spezifische Phobien

Angst vor umschriebenen Reizen oder Situationen

Bei Spezifischen Phobien (Isolierte Phobie; früher auch Einfache Phobie) steht eine anhaltende und ausgeprägte Angst vor klar erkennbaren und umschriebenen Reizen oder Situationen im Vordergrund des klinischen Bildes. Spezifische Phobien sind in der Allgemeinbevölkerung weit verbreitet; das Ausmaß der mit der Phobie einhergehenden Beeinträchtigung rechtfertigt jedoch nur bei einem geringen Teil der Betroffenen die klinische Diagnose (Punktprävalenz 4 bis 8 %). Als klinisch relevant werden Phobien dann eingeschätzt, wenn die Angst oder das dadurch bedingte Vermeidungsverhalten zu Einschränkungen in der Lebensführung der Person führen oder mit erheblichem Leiden beim Betroffenen verbunden sind. Weitere diagnostische Kriterien sind in Tabelle 4 dargestellt.

Subtypen Spezifischer Phobien

Spezifische Phobien müssen im DSM-IV hinsichtlich des gefürchteten Stimulus spezifiziert werden. Definiert sind dabei die Kategorien Spezifische

Tabelle 4:
Diagnostische Kriterien der Spezifischen Phobie

Kriterium	ICD-10	DSM-IV-TR	Unterschiede
Sympto-matik	– Angst, die auf die Anwesenheit eines bestimmten phobischen Objekts oder einer spezifischen Situation beschränkt ist	– ausgeprägte, anhaltende Angst, die übertrieben oder unbegründet ist – wird durch das Vorhandensein oder die Erwartung eines spezifischen Objekts oder einer Situation ausgelöst – Konfrontation mit dem phobischen Reiz ruft fast immer unmittelbare Angstreaktion hervor – Person erkennt, dass die Angst unbegründet oder übertrieben ist	im DSM-IV auch Erwartungsangst Einsicht in die Unangemessenheit der Angst
Zeitkriterien		– Angst hält mind. über 6 Monate an	kein Zeitkriterium in der ICD-10
Verhalten	– die phobische Situation wird, wenn möglich, vermieden	– die phobische Situation wird gemieden oder unter starker Angst ertragen – Vermeidungsverhalten schränkt deutlich die normale Lebensführung ein oder verursacht erhebliches Leiden	ICD-10 ohne Kriterium zur psychosozialen Beeinträchtigung
Differenzial-diagnostik	– Angst darf nicht auf anderen Symptomen wie Wahn oder Zwangsgedanken beruhen	– Angst oder Vermeidungsverhalten wird nicht besser durch eine andere psychische Störung erklärt	
Spezifika-tionen		– Subtyp bestimmen (gefürchteter Stimulus)	Phobie muss im DSM-IV näher bestimmt werden

Phobie vom Tiertypus (z. B. Hundephobie, Spinnenphobie) sowie vom Umwelttypus (z. B. Höhenangst), die Blut-, Spritzen- und Verletzungsphobie, Phobien mit situationalem Bezug (z. B. Tunnel, Aufzug, Flugangst) und eine Restkategorie, die zum Beispiel Angst vorm Verschlucken, Erbrechen oder der Ansteckung mit einer Krankheit beinhaltet.

In jüngster Zeit wird diskutiert, die „Krankheitsphobie" als separate Störungskategorie ins DSM-IV aufzunehmen, da sie insbesondere bei Älteren hochprävalent ist und mit bedeutsamen Einschränkungen und Leiden für die Betroffenen einher geht (Noyes et al., 2004). Die Krankheitsphobie ist von der Hypochondrie abzugrenzen, bei welcher der Glaube vorherrscht, sich bereits mit einer Krankheit infiziert zu haben.

3.1.3 Soziale Phobie

Angst in sozialen Interaktions- und Leistungssituationen

Das Erscheinungsbild der Sozialen Phobie (oder Soziale Angststörung) ist bestimmt durch die Angst vor sozialen Situationen oder Leistungssituationen, wobei die Betroffenen befürchten, sich zu blamieren oder von anderen negativ beurteilt zu werden. Auftretende körperliche Angstsymptome werden verstärkt wahrgenommen, wobei die betroffenen Personen häufig fälschlicherweise glauben, dass diese Symptome auch von Außenstehenden deutlich wahrgenommen und negativ bewertet werden. Ein typisches gefürchtetes Symptom ist das Erröten, wobei sich in einzelnen Fällen die Angst hauptsächlich darauf beziehen kann (Erythrophobie). Weitere typische Symptome können beispielsweise gut mit der Liebowitz-Soziale-Angst-Skala (Stangier & Heidenreich, 2005) erfasst werden.

Die Soziale Phobie ist eine sehr häufig auftretende Störung, wobei die Prävalenzangaben zwischen 3 und 13 % schwanken. Diagnostische Leitlinien sind in Tabelle 5 zusammengestellt.

Soziale Ängste können sich auf einzelne, spezifische Situationen beziehen (z. B. Redeangst, Prüfungsangst); meist treten sie jedoch in einer *Vielzahl* von Situationen mit sozialem oder Leistungscharakter auf. In diesem Fall wird nach DSM-IV die Zusatzcodierung „vom generalisierten Typus“ vergeben.

3.1.4 Generalisierte Angststörung (GAS)

allgemeine Besorgnis und ein erhöhtes Erregungsniveau sind Kernmerkmale der GAS

Anders als bei anderen Angststörungen steht bei der Generalisierten Angststörung nicht die Angst vor einer bestimmten Situation oder einem umschriebenen Reiz im Vordergrund, sondern eine allgemeine Besorgnis (Erwartungsangst) bzw. Sorgen über alltägliche Probleme, die mit einem erhöhten Erregungsniveau einhergehen. Für die Diagnose muss eine bestimmte Anzahl psychovegetativer Symptome, wie Schlafstörungen oder Reizbarkeit, über einen längeren Zeitraum vorliegen (siehe Tabelle 6). Da die Unangemessenheit des Sorgens den Betroffenen durchaus bewusst ist, kommt es zusätzlich häufig zu Metasorgen, das heißt, die offensichtlich übertriebene Besorgnis wird selbst zum Gegenstand von Grübeleien und Befürchtungen (vgl. Becker & Hoyer, 2005).

Tabelle 5:
Diagnostische Kriterien der Sozialen Phobie

Kriterium	ICD-10	DSM-IV-TR	Unterschiede
Sympto-matik	– Angst in sozialen Situationen; wobei die Angst in einzelnen spezifischen Situationen (z. B. Sprechen in der Öffentlichkeit) oder unbestimmt in fast allen sozialen Situationen auftreten kann – es treten vegetative Symptome (z. B. Erröten, Zittern, Übelkeit) sowie psychische und Verhaltenssymptome auf	– ausgeprägte und anhaltende Angst vor einer oder mehreren sozialen oder Leistungssituationen – Betroffener fürchtet, Verhalten zu zeigen, das peinlich oder demütigend sein könnte – Konfrontation mit gefürchteter Situation ruft unmittelbare Angstreaktion hervor, die einer Panikattacke gleichen kann – Angst wird als übertrieben oder unbegründet erkannt	DSM-IV mit Sorgeninhalten Einsicht in die Unangemessenheit der Angst
Zeit-kriterien		– bei Personen unter 18 Jahren hält die Phobie mind. 6 Monate an	ICD-10 ohne Zeitkriterium
Verhalten	– die gefürchteten Situationen werden, wenn möglich, vermieden	– gefürchtete Situationen werden vermieden oder nur unter intensiver Angst ertragen – Vermeidungsverhalten oder Angst beeinträchtigen deutlich die normale Lebensführung, soziale Aktivitäten oder Beziehungen bzw. die Phobie verursacht erhebliches Leiden	ICD-10 ohne Kriterium zur psychosozialen Beeinträchtigung
Differenzial-diagnostik	– Angst darf nicht auf anderen Symptomen wie Wahn oder Zwangsgedanken beruhen – bei Schwierigkeiten, Soziale Phobie von Agoraphobie abzugrenzen, hat Agoraphobie den Vorrang	– Symptome werden nicht besser durch andere psychische Störung erklärt – Ausschluss eines medizinischen Krankheitsfaktors – Ausschluss von Substanzeinwirkung	
Spezifika-tionen		– Generalisierter Typ: Angst bezieht sich auf fast alle sozialen Situationen	DSM-IV erlaubt Spezifikation des Generalisierten Typus

Tabelle 6:
Diagnostische Kriterien der Generalisierten Angststörung

Kriterium	ICD-10	DSM-IV-TR	Unterschiede
Symptomatik	– anhaltende Spannung, Sorge und Befürchtungen über alltägliche Ereignisse und Probleme – mind. ein vegatives Symptom (Herzklopfen, Schwitzen, Zittern oder Mundtrockenheit) – mind. 3 weitere Symptome: – Atemnot, Erstickungsgefühle, Brustschmerzen, Übelkeit – Schwindel, Derealisation oder Depersonalisation, Angst die Kontrolle zu verlieren oder verrückt zu werden, Todesangst – Hitzewallungen oder Schüttelfrost, Taubheitsgefühle – Muskelspannung oder -Schmerz, Unruhe, Spannung, Schluckbeschwerden – Schreckhaftigkeit, Konzentrationsprobleme, anhaltende Gereiztheit, Schlafstörungen	– übermäßige Angst und Sorge bezüglich mehrerer Ereignisse oder Tätigkeiten – mind. 3 der folgenden Symptome: – Ruhelosigkeit – leichte Ermüdbarkeit – Konzentrationsschwierigkeiten – Reizbarkeit – Muskelspannung – Schlafstörungen – Ängste beziehen sich nicht auf Merkmale einer anderen Achse I-Störung	Anzahl geforderter Symptome (ICD-10: 4 aus 22; DSM-IV: 3 von 6)
Zeitkriterien	– Symptome über mind. 6 Monate	– Symptome über mind. 6 Monate an der Mehrzahl der Tage	
Verhalten		– Person hat Schwierigkeiten, Sorgen zu kontrollieren – Sorgen oder körperliche Symptome verursachen bedeutsames Leiden oder Beeinträchtigungen	fehlende Sorgenkontrolle in ICD-10 kein gefordertes Symptom
Differenzialdiagnostik	– Ausschluss depressive Episode, Panikstörung, Spezifische Phobie, Zwangsstörung oder Hypochondrie – Ausschluss Neurasthenie	– tritt nicht ausschließlich im Verlauf einer Affektiven oder Psychotischen Störung oder einer tiefgreifenden Entwicklungsstörung auf – nicht auf die Wirkung eines med. Krankheitsfaktors oder einer Substanzeinwirkung zurück zu führen	

deutliche Unterschiede in den diagnostischen Kriterien von DSM-IV und ICD-10

Die Unterschiede in den diagnostischen Leitlinien beider Klassifikationssysteme führen bei der Generalisierten Angststörung nicht nur dazu, dass unterschiedliche Prävalenzraten zu erwarten sind, sondern auch dass Personen unterschiedlicher Symptomcluster diagnostiziert werden (Andrews & Slade, 2002). Slade und Andrews (2001) konnten zeigen, dass ICD-10 und DSM-IV-Diagnosen von GAS nur eine geringe Übereinstimmung aufwiesen (zufallskorrigiertes Kappa = .39).

3.1.5 Zwangsstörungen

wiederkehrende Zwangsgedanken, -impulse oder -handlungen

Zwangsstörungen sind gekennzeichnet durch wiederkehrende Zwangsgedanken und -impulse oder Zwangshandlungen, die so ausgeprägt sind, dass sie schwere Beeinträchtigungen in der Lebensführung der Betroffenen verursachen. Im Unterschied zu psychotischen Störungen erkennen die Betroffenen die Gedanken als eigene Gedanken und als nicht von außen auferlegt an. Die häufigsten Zwangsinhalte beziehen sich auf die Furcht, sich zu kontaminieren oder infizieren (z. B. durch Schmutz); Zweifel an eigenen Handlungen (z. B. Zweifel, ob man die Tür zugeschlossen hat) und das Bedürfnis, Dinge in einer bestimmten Ordnung zu halten (z. B. Wunsch, alles zu strukturieren). Zwangshandlungen werden meist ausgeführt, um das durch die Zwangsgedanken entstehende Unwohlsein zu vermindern oder gefürchtete Konsequenzen zu vermeiden. Dementsprechend sind häufige Zwangshandlungen ständiges Waschen, Kontrollieren, Zählen oder Ordnen. Tabelle 7 stellt die diagnostischen Leitlinien nach DSM-IV und ICD-10 zusammen.

Tabelle 7:
Diagnostische Kriterien der Zwangsstörung

Kriterium	ICD-10	DSM-IV-TR	Unterschiede
Symptomatik	– wiederkehrende Ideen, Vorstellungen oder Impulse (Zwangsgedanken) oder ständig wiederholte Stereotypien oder Rituale (Zwangshandlungen) – Patient erkennt Gedanken als eigene Gedanken oder Impulse – wenigstens einem Gedanken oder einer Handlung muss Widerstand geleistet werden	– Auftreten von Zwangsgedanken oder Zwangshandlungen – Zwangsgedanken als wiederkehrende Gedanken, Impulse, die als aufdringlich und unangemessen empfunden werden und Angst oder Unbehagen hervorrufen – Gedanken oder Impulse sind nicht nur übertriebene Sorgen über reale Probleme – Person versucht, Gedanken zu unterdrücken, zu ignorieren oder zu neutralisieren – Person erkennt die Gedanken als Produkt des eigenen Geistes	

Tabelle 7:
Diagnostische Kriterien der Zwangsstörung (Fortsetzung)

Kriterium	ICD-10	DSM-IV-TR	Unterschiede
	– Gedanke oder Handlungsausführung werden als unangenehm erlebt – Zwangsgedanken oder Handlungen werden als quälend erlebt – Gedanken oder Impulse wiederholen sich in unangenehmer Weise	– Zwangshandlungen sind wiederholte Verhaltensweisen oder gedankliche Handlungen, zu denen sich die Person als Reaktion auf einen Zwangsgedanken oder eine strenge Regel verpflichtet fühlt – dienen dazu, Unwohlsein zu verhindern oder zu reduzieren – stehen in keinem realistischen Verhältnis zu dem, was sie verhindern sollen – Person hat zu irgendeinem Zeitpunkt erkannt, dass die Zwangsgedanken oder -handlungen übertrieben oder unbegründet sind	
Zeitkriterien	– mind. 2 Wochen an den meisten Tagen Zwangsgedanken oder Zwangshandlungen	– Zwangsgedanken oder Handlungen sind zeitaufwändig (> 1 h pro Tag)	in der ICD-10 Zeitkriterium über Dauer; DSM-IV mit Zeitkriterium für Einschränkung
Verhalten	– Zwangsgedanken oder Handlungen stören die normalen Tätigkeiten	– Zwangsgedanken oder Handlungen beeinträchtigen Tagesroutine, übliche Aktivitäten oder Beziehungen	
Differenzialdiagnostik	– keine Diagnose im Rahmen von Schizophrenie, Tourette-Syndrom oder anderen organisch bedingten psychischen Störungen – bei Vorliegen einer depressiven Episode nur bei zeitigerem Beginn	– Inhalt der Zwangsgedanken oder Handlungen bezieht sich nicht ausschließlich auf andere Achse I-Störung – nicht auf die Wirkung eines med. Krankheitsfaktors oder einer Substanzeinwirkung zurück zu führen	
Spezifikationen	– Kodiere: – vorwiegend Zwangsgedanken (Grübelzwang) – vorwiegend Zwangshandlungen (Zwangsrituale) – gemischt	– mit wenig Einsicht: Person erkennt meist nicht, dass die Zwangsgedanken oder Handlungen übermäßig oder unbegründet sind	ICD-10 verlangt Differenzierung nach Zwangsgedanken und Handlungen; DSM-IV nur Zusatzkodierung bei fehlender Einsicht

Zwangsstörungen werden im DSM-IV nicht weiter unterteilt, während die ICD-10 die Kodierung nach dem vorherrschenden Symptom (Zwangshandlungen, Zwangsgedanken oder Mischung) verlangt. Man kann jedoch die Zwangsstörung mit wenig Krankheitseinsicht kodieren.

3.1.6 Posttraumatische Belastungsstörung (PTB)

PTB als Reaktion auf ein traumatisches Ereignis

Posttraumatische Belastungsstörungen entstehen als Reaktion auf ein traumatisches Ereignis, welches das Erleben oder Miterleben einer körperlichen Bedrohung beinhaltet. Besonders häufig zu posttraumatischen Störungen führen Vergewaltigungen, Gewaltverbrechen, Kriegserlebnisse und Verkehrsunfälle. Die Störung geht einher mit einem allgemein erhöhten Erregungsniveau sowie dem Wiedererleben des traumatischen Ereignisses oder einzelnen Aspekten und der Vermeidung traumaassoziierter Reize. Insbesondere im DSM-IV wird darüber hinaus auf eine Verminderung der emotionalen Reagibilität („emotional numbing“) als wesentliches Symptom hingewiesen. Tabelle 8 zeigt die diagnostischen Kriterien der Posttraumatischen Belastungsstörung. Während im DSM-IV die PTB als Angststörung definiert ist, fasst die ICD-10 sie mit unter die Reaktionen auf schwere Belastungen und Anpassungsstörungen.

Tabelle 8:
Diagnostische Kriterien der Posttraumatischen Belastungsstörung

Kriterium	ICD-10	DSM-IV-TR	Unterschiede

Symptomatik	– Erleben eines belastenden Ereignisses oder einer Situation außergewöhnlicher Bedrohung oder katastrophalen Ausmaßes
	– wiederholtes Erleben des Traumas in sich aufdrängenden Erinnerungen oder Träumen
	– Gefühl des Betäubtseins, Gleichgültigkeit, Teilnahmslosigkeit
		– Person erlebte oder beobachtete ein oder mehrere Ereignisse, die tatsächlichen oder drohenden Tod oder ernsthafte Verletzung oder eine Gefahr für die körperliche Unversehrtheit der eigenen oder anderer Personen beinhaltete
		– Person reagierte darauf mit intensiver Furcht, Hilflosigkeit oder Entsetzen
		– traumatisches Erlebnis wird auf mind. eine Weise immer wieder erlebt:
		  – wiederkehrende Erinnerungen oder Bilder an das Ereignis
		  – wiederkehrende Träume
		  – Gefühl, das Ereignis wiederzuerleben
		  – intensive psychische Belastung bei Konfrontation mit traumaassoziierten Reizen
		  – körperliche Reaktionen bei Konfrontation mit den traumaassoziierten Reizen	

Tabelle 8:
Diagnostische Kriterien der Posttraumatischen Belastungsstörung (Fortsetzung)

Kriterium	ICD-10	DSM-IV-TR	Unterschiede
Sympto-matik	– vegetative Übererregtheit mit Vigilanzsteigerung, übermäßiger Schreckhaftigkeit und Schlaflosigkeit	– anhaltende Symptome erhöhten Arousals (mind. 2): – Schlafstörungen – Reizbarkeit – Konzentrationsschwierigkeiten übermäßige Wachheit – übertriebene Schreckreaktion	
Zeit-kriterien	– tritt innerhalb der ersten 6 Monate nach traumatischem Ereignis auf	– auftretende Symptome halten länger als einen Monat an	im DSM-IV Diagnose auch bei verzögerten Beginn nach über 6 Monaten möglich
Verhalten	– Vermeidung von Aktivitäten und Situationen, die Erinnerungen an das Trauma wachrufen könnten	– anhaltende Vermeidung von trauma-assoziierten Reizen oder Abflachung der allgemeinen Reagibilität – mind. 3 der folgenden Symptome: – bewusstes Vermeiden von Gedanken, Gefühlen oder Gesprächen, die mit dem Trauma verbunden sind – bewusstes Vermeiden von Aktivitäten, Orten oder Menschen, die mit dem Trauma verbunden sind – Unfähigkeit, einen wichtigen Aspekt des Traumas zu erinnern – vermindertes Interesse oder Teilnahme an wichtigen Aktivitäten – Gefühl der Losgelöstheit oder Entfremdung – eingeschränkte Affektivität – Gefühl der eingeschränkten Zukunft – Leiden oder Beeinträchtigung in relevanten Lebensbereichen	ICD-10 fordert keine Mindestanzahl an Symptomen
Differenzial-diagnostik		– Anpassungsstörung (wenn Auslösefaktor nicht von extremen Ausmaß ist) – Akute Belastungsstörung: Auftreten der Symptome innerhalb der ersten 4 Wochen nach dem Trauma und Remission in dieser Zeit	
Spezifika-tionen		– akut: Symptome dauern weniger als 3 Monate an – chronisch: Dauer länger als 3 Monate – mit verzögertem Beginn: Beginn mind. 6 Monate nach Trauma	

3.2 Differenzialdiagnostik von Angststörungen

Ausschluss von medizinischen Krankheitsfaktoren und Substanzwirkungen unerlässlich

Vom Patienten berichtete Ängste können eine Reihe von Ursachen haben, wobei das Vorliegen einer Angststörung nur eine Möglichkeit darstellt. Vor der Planung gezielter Interventionen oder Therapiemaßnahmen ist daher die genaue differenzialdiagnostische Abklärung der Symptomatik wesentlich. Dabei sollte zunächst das Vorliegen von medizinischen Krankheitsfaktoren oder einer Substanzwirkung ausgeschlossen werden. Falls die Überprüfung dieser Faktoren ohne eindeutigen Befund bleibt, sollte anhand der diagnostischen Leitlinien eines Klassifikationssystems (ICD-10 oder DSM-IV), die Diagnose ausgewählt werden, die am besten die Symptome des Patienten beschreibt. Dabei sollte auch geprüft werden, ob die Schwere der geschilderten Symptome eine Diagnose rechtfertigt. Können nicht alle Beschwerden mit einer Diagnose erklärt werden, kann die Vergabe einer oder mehrerer Sekundärdiagnosen erwogen werden. Im Folgenden sollen die einzelnen differenzial-diagnostischen Schritte für Angststörungen näher ausgeführt werden.

3.2.1 Differenzialdiagnostik im Hinblick auf körperliche Erkrankungen

Angst geht mit körperlichen Symptomen einher, kann aber auch somatisch verursacht sein

Da Angst typischerweise mit einer Vielzahl körperlicher Symptome, wie Herzrasen, Brustschmerzen, Atembeschwerden oder Beschwerden im Gastrointestinalbereich einher geht, werden Angstpatienten vielfach als somatisch krank diagnostiziert und fehlbehandelt. Auf der anderen Seite müssen Angst und ängstliche Erregungszustände nicht notwendigerweise auf das Vorliegen einer Angststörung hinweisen, sondern treten auch bei einer Vielzahl somatischer Erkrankungen auf, die durchaus lebensbedrohliche Ausmaße annehmen können (z. B. Myokardinfarkt). Aus diesem Grund ist vor der Diagnose einer Angststörung die Abklärung medizinischer Krankheitsfaktoren unbedingt erforderlich. Tabelle 9 zeigt typische somatisch bedingte Ursachen für das Auftreten von Angstsymptomen.

Vor allem Panikattacken treten bei einer Reihe körperlicher (insbesondere kardiologischer) Störungen auf. Hervorzuheben ist dabei der Mitralklappenprolaps. Diese angeborene Herzklappenanomalie bleibt im Allgemeinen asymptomatisch, kann jedoch deutlich im Echokardiogramm oder beim Abhören des Herzens (Klicken, Spätsystolikum) erkannt werden. Hier kann nur eine ausführliche körperliche und kardiologische Untersuchung die Diagnose Angststörung in ausreichendem Maße absichern.

Bei Vorliegen einer körperlichen Ursache für Angstsymptome sieht das DSM-IV die Diagnose der „Angststörung auf Grund eines medizinischen Krankheitsfaktors“ vor. In diesem Fall treten ausgeprägte Ängste, Panikatta-

Tabelle 9:
Typische medizinische Krankheitsfaktoren, die Angststörungen verdecken
(modifiziert nach Morrison & Bellack, 1987)

System	Erkrankung/Syndrom
Kardiovaskuläres System	– Kongestives Herzversagen – Angina pectoris – essenzielle Hypertonie – Herzrhythmusstörungen, insbesondere paroxysmale aterielle Tachykardie – Rippenfellentzündung (Pleuritis) – Mitralklappen-Prolaps-Syndrom – Myokardinfarkt
Respiratorisches System	– mit Hypoxie verbundene Zustände (verringerter Sauerstoffgehalt des Blutes) – chronisch obstruktive Bronchitis und Lungenemphysem
Metabolisches und endokrinologisches System	– Überzuckerung (Hyperglykämie) – Schilddrüsenüber- oder Unterfunktion – Cushing'sche Krankheit – Diabetes mellitus
Neurologisches System	– Hirntumore – Migräne – Anfallsleiden (Epilepsie) – Multiple Sklerose – Parkinson'sche Krankheit – Enzephalopathie
Hematologisches System	– Anämie
Neoplasma	– Tumor der Nebenniere (Phäochromozytom) – Karzinome

Angststörungen auf Grund eines medizinischen Krankheitsfaktors

cken oder Zwangssymptome als direkte Folge eines medizinischen Krankheitsfaktors auf. Die Angstsymptome dürfen nicht besser durch eine andere Achse I-Störung erklärt werden und nicht ausschließlich im Verlauf eines Delirs auftreten. Für die Diagnose muss der vorliegende Krankheitsfaktor näher bestimmt werden.

Substanzinduzierte Angststörungen

Auch in Zusammenhang mit Substanz-, Medikamenten- oder Drogengebrauch können Angstzustände auftreten. Bereits der Konsum von Alkohol, Nikotin und Koffein kann mit erheblichen psychovegetativen Erregungszuständen einhergehen. Angstzustände können darüber hinaus auch als unerwünschte Arzneimittelwirkungen auftreten, sowie als Bestandteil verschiedener Entzugssyndrome. Tabelle 10 stellt Quellen substanzbedingter Angstzustände zusammenfassend dar.

Tabelle 10:
Angstsymptome im Zusammenhang mit Substanzgebrauch

Auftreten bei	Substanz
Substanzkonsum	– Koffein – Tabak – Alkohol – Zentralnervöse Stimulantien (Amphetamine, Kokain)
Unerwünschte Substanzwirkungen	– Neuroleptika (Akathisien) – Sympathomimetika (Appetitzügler) – Anticholinergika (L-Dopa) – Kortikosteroide – Antihypertensiva – Schilddrüsenhormone – Natriumglutamat
Entzugserscheinungen	– Alkohol – Barbiturate – Opiate – Benzodiazepine

Für Angstzustände, Panikattacken und Zwangssymptome, die in Zusammenhang mit einer Substanzeinnahme stehen, kann nach DSM-IV eine Diagnose vergeben werden (substanzinduzierte Angststörung), wenn die Symptome innerhalb eines Monats nach einer Intoxikation oder einem Entzug auftreten bzw. eine Medikamenteneinnahme nachgewiesenermaßen an der Entstehung der Angstsymptome beteiligt war.

3.2.2 Differenzialdiagnostik im Hinblick auf psychische Störungen

Angst tritt auch im Rahmen anderer psychischer Störungen auf

Primäres Leitkriterium zur Diagnose einer Angststörung ist die Frage nach der Angemessenheit der Angst. In Situationen, die objektiv bedrohlich sind (z. B. Prüfungen, Gefahrensituationen) ist Angst häufig Bestandteil der auftretenden Stressreaktion und damit unpathologisch. Unangemessen große oder unbegründete Angst kann dagegen ein Indikator für das Vorliegen einer Angststörung sein, kann aber auch im Rahmen anderer psychischer Störungen auftreten.

Die diagnostischen Klassifikationssysteme erlauben prinzipiell die Diagnose mehrerer gleichzeitig bestehender Angststörungen. Es gilt jedoch zu beachten, dass die auftretenden Symptome klar den verschiedenen Störungsbildern zugeordnet werden müssen und nicht besser durch eine andere Achse I-Störung erklärbar sind. Dies macht die Differenzialdiagnostik zu einer komplexen Aufgabe, die durch strukturierte Interviews oder anhand der DSM-IV-Entscheidungsbäume erleichtert werden kann (siehe Abbildung 3).

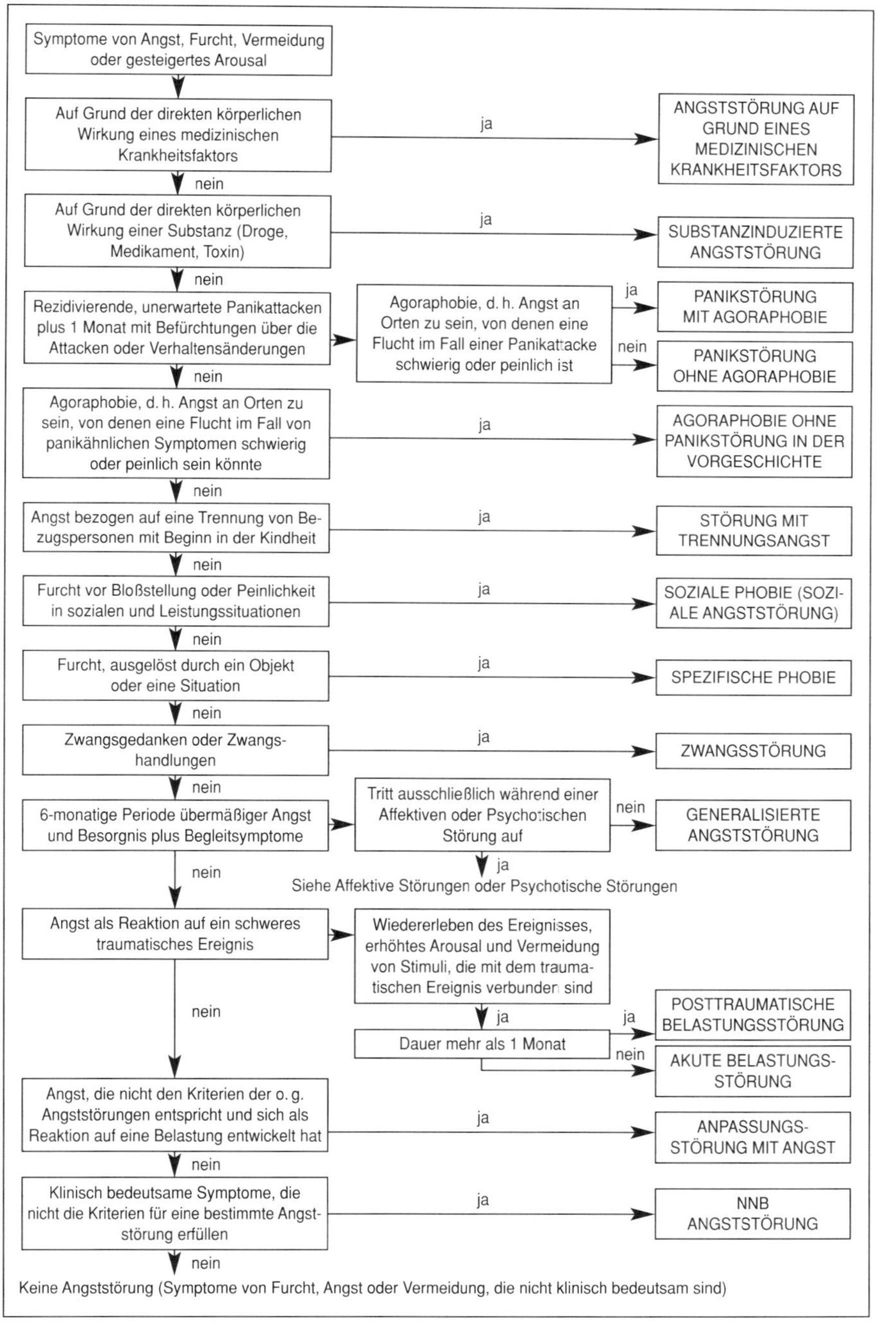

Abbildung 3:
Entscheidungsbaum zur Differenzialdiagnostik für Angststörungen nach DSM-IV

sorgfältige Differenzialdiagnostik von Angst und Depression erforderlich

Bei einer Reihe von psychischen Störungen treten Angst und ängstliche Erregung als Begleitsymptom auf. Besonders häufig gehen depressive Störungen, insbesondere die Major Depression, mit Angstsymptomen einher. Dabei sollte differenziert werden, ob die Angstsymptomatik Teil des depressiven Erscheinungsbildes ist oder ob die Depression als sekundäre Störung in Folge der Angststörung entwickelt wurde. Wenn Angst und depressive Symptome im gleichen Ausmaß vorliegen, ohne dass eine der beiden Syndrome das klinische Vollbild erreicht, kann nach ICD-10 die Diagnose „Angst und depressive Störung, gemischt" vergeben werden.

Es gibt Hypothesen, wonach Angststörungen keine unabhängigen Störungsbilder sind, sondern atypische Manifestationen Affektiver Störungen (Nemeroff, 2002). Anhaltspunkte für diese Überlegungen sind die hohe Komorbidität beider Störungen sowie pharmakologische Studien, die zeigen konnten, dass einzelne Angststörungen (Panikstörung, Agoraphobie, Soziale Phobie) erfolgreich mit Antidepressiva behandelt werden können. Es gibt jedoch auch Befunde, die gegen eine solche Annahme sprechen. Ein Beispiel dafür ist der Dexamethason-Test, der bei Depression eine fehlende Suppression zeigt, bei Panikpatienten jedoch keine Auffälligkeiten aufweist (Morrison & Bellack, 1987).

Angstsymptome bei psychotischen Störungen

Angst und Zwangssymptome können ebenfalls im Rahmen von wahnhaften Störungen oder Schizophrenien auftreten. Vor allem Zwangssymptome können wahnhafte Ausmaße annehmen. Hier kann nach DSM-IV die Zusatzkodierung „mit wenig Einsicht" verwendet werden. Wenn der Patient nie den Gedanken hatte, dass die Zwangsgedanken oder Handlungen unangemessen oder übertrieben sind, können die Diagnosen „Wahnhafte Störung" oder „nicht näher bezeichnete psychotische Störung" vergeben werden. Auch im Rahmen von Ess-Störungen, Impulskontrollstörungen oder substanzbedingten Störungen können Zwangssymptome auftreten.

Angstsymptome bei Schizophrenie und Demenzen

Angstsymptome können ferner im Rahmen der Prodromalphase einer Schizophrenie evident werden. Hier ist die Differenzialdiagnostik häufig schwierig, da die Prodromalsymptome eher unspezifisch sind und nicht immer auf eine Schizophrenie hinweisen.

Bei älteren Menschen ist darüber hinaus das mögliche Vorliegen einer demenziellen Erkrankung abzuklären.

3.3 Komorbidität

Komorbidität ist eher die Regel als die Ausnahme

Angststörungen treten selten als isolierte Phänomene auf. Über die Hälfte der Betroffenen erfüllt die Kriterien mindestens einer weiteren Störung. Nach Befunden einer bevölkerungsrepräsentativen Querschnittsstudie weisen 31 % der Patienten mit Angststörungen gleichzeitig eine Depression und 25 % Somatoforme Störungen auf (Jacobi et al., 2004).

Dabei sollte berücksichtigt werden, dass der auftretenden Komorbidität unterschiedliche Wirkmechanismen zu Grunde liegen können. Möglich sind dabei folgende Beziehungen zwischen den auftretenden Störungen:
- die Angststörung verursacht eine andere Störung bzw. stellt einen Risikofaktor dar,
- die Angststörung wird durch eine andere Störung verursacht,
- es gibt eine unerkannte Störung, die alle auftretenden Störungen verursacht,
- alle auftretenden Störungen sind Teilsyndrome einer komplexen Störung oder
- die Angststörung und die andere Störung treten tatsächlich unabhängig voneinander auf.

Es sollte also berücksichtigt werden, dass unter Umständen ein- und derselbe pathopsychologische Mechanismus verschiedensten Symptomen zu Grunde liegt. Darüber hinaus ist mit einer Überlappung in den diagnostischen Leitlinien zu rechnen, insbesondere wenn man die diagnostischen Hierarchien außer acht lässt. So steigt beispielsweise die Komorbidität zwischen Generalisierter Angststörung und Dysthymie von 5 % auf bis zu 90 %, wenn das Kriterium, dass die GAS-Symptome nicht ausschließlich im Verlauf einer Affektiven Störung auftreten dürfen, nicht beachtet wird (Brown & Barlow, 2002).

Es kann als belegt gelten, dass auf Grund ihres typischerweise frühen Beginns Angststörungen komorbiden Störungen, insbesondere Depressionen, voraus gehen (Wittchen, Kessler, Pfister, & Lieb, 2000; Bittner et al., 2004). Ein besonders hohes Risiko für sekundäre psychische Störungen beinhalten die Panikstörung und die Generalisierte Angststörung, bei denen je über die Hälfte der Betroffenen eine depressive Symptomatik entwickelt.

hohes Risiko für Substanzmissbrauch

Durch den beeinträchtigenden Charakter der Angst und der damit verbundenen Vermeidung besteht außerdem ein hohes Risiko für Substanzstörungen. Alkohol und Medikamente werden auf Grund ihrer anxiolytischen Wirkung häufig zur Selbstmedikation oder als Coping-Strategie genutzt. Die damit einhergehenden Folgeprobleme müssen bei der Diagnostik unbedingt beachtet werden.

3.4 Kulturelle, Alters- und Geschlechtsunterschiede

Obwohl fast alle Angststörungen bei Frauen bis zu doppelt so häufig auftreten wie bei Männern und früher beginnen, ist bislang noch wenig untersucht, wodurch diese Unterschiede bedingt sind. Allgemeine Erklärungsmodelle

Frauen sind häufiger von Angststörungen betroffen als Männer

gehen von psychosozialen, soziologischen und biologischen Ursachen aus. Einzelne Studien liefern darüber hinaus Hinweise darauf, dass Frauen sich mehr um kognitive und somatische Angstsymptome sorgen und das Erleben angstbezogener Kognitionen eher katastrophisierend bewerten als Männer (Armstrong & Khawaja, 2002). Bei einer nicht-standardisierten Angstdiagnostik besteht dadurch die Gefahr der Unterschätzung von Angstsymptomen bei Männern, da Frauen im Vergleich wahrscheinlich mehr beeinträchtigende Sorgen äußern werden. Beim Einsatz standardisierter Instrumente können Geschlechtsunterschiede bei den Angststörungen jedoch vernachlässigt werden, da in der Phänomenologie keine wesentlichen Unterschiede bekannt sind.

Häufigkeit von Angststörungen nimmt im Alter ab

Es wird allgemein angenommen, dass die Prävalenz von Angststörungen im Alter abnimmt, wobei jedoch Angststörungen im Alter doppelt so häufig auftreten wie depressive Störungen. Dabei sind Phobien und die Generalisierte Angststörung am häufigsten (Stanley & Beck, 2000). In Bezug auf die Furchtinhalte lassen sich dabei Unterschiede zwischen Jüngeren und Älteren feststellen. Spezifische Ängste im Alter sind unter anderem die Angst, anderen zur Last zu fallen oder einen geliebten Menschen zu verlieren. Existierende diagnostische Verfahren decken diese Ängste häufig nicht ab und sind daher für den Einsatz bei Älteren nur eingeschränkt geeignet. Im Hinblick auf typische Sorgeninhalte stehen bei Älteren Gesundheitsängste im Vordergrund, während Jüngere eher über Familie und Finanzielles Besorgnis äußern (Gretarsdottir et al., 2004). Ein prinzipielles Problem in der standardisierten Angstdiagnostik ist das Fehlen von Normen für besonders junge und ältere Menschen.

interkulturelle Unterschiede bei Angstsymptomen und Angstauslösern

Angststörungen treten in allen bekannten Kulturen auf, können sich jedoch in Epidemiologie und insbesondere Phänomenologie interkulturell unterscheiden. Allgemeine diagnostische Kriterien sind dadurch nur bedingt anwendbar. So würde beispielsweise die „Hitze im Kopf“, die in manchen afrikanischen Ländern als häufiges Angstsymptom beschrieben wird, in unserem Kulturkreis eher als dissoziatives oder Wahnsymptom eingeordnet werden. Darüber hinaus sind Unterschiede in Konzepten über die eigene Person oder die Symptome nicht selten. Emotionen, wie Ängstlichkeit oder Depressivität, können in einigen Kulturen als stigmatisierend gelten und werden daher unterdrückt oder nicht geäußert. Zusätzlich bleibt offen, inwieweit die verschiedenen Symptomebenen unterschieden werden können. Eine Studie von Zvolensky et al. (2003) zur Furcht vor angstbezogenen Symptomen und Reaktionen (Angstsensitivität) in sechs verschiedenen Ländern lässt zumindest darauf schließen, dass in einigen Ländern den kognitiven Faktoren bei Angst eine ausgeprägtere Bedeutung zukommt.

kulturspezifische Angstsyndrome

Auch typische Angstauslöser variieren zwischen den Kulturen. Ein Beispiel dafür ist eine in Japan verbreitete Form der Sozialen Phobie („taijin kyofusho"), die gekennzeichnet ist durch eine übermäßige Angst, anderen Personen könnte der Körper oder das Verhalten des Betroffenen unangenehm oder peinlich sein. Die Furcht bezieht sich also nicht auf negative Bewertungen der eigenen Person, sondern auf das Beschämen anderer. Auch Spezifische Phobien variieren typischerweise kulturabhängig in ihrem Inhalt. So treten in stark religiös geprägten Gebieten eher glaubensbezogene Ängste auf.

Neben den kulturellen Besonderheiten bei einzelnen Angststörungen lassen sich darüber hinaus kulturspezifische Syndrome und Störungen identifizieren, die nur als örtlich begrenzte Phänomene auftreten. Tabelle 11 zeigt eine Auswahl solcher kulturspezifischer Angststörungen.

Tabelle 11:
Kulturspezifische Angstsyndrome

Bezeichnung	Lokales Auftreten	Symptome
Ataque de nervios	Lateinamerikanischer Raum Karibik Mittelmeerraum	– tritt meist als Folge belastender Ereignisse auf – Symptome ähneln Panikattacke – Gefühl des Kontrollverlusts – dissoziatives Erleben – suizidale Handlungen – meist Spontanremission
Dhat (auch Jiryan, Shen-k'uei, Sukra prameha)	Indien China, Taiwan Sri Lanka	– ausgeprägte Angst in Bezug auf übermäßigen Samenverlust oder eine weißliche Verfärbung des Urins (Samen als vitale Essenz) – Panikanfälle und hypochondrische Befürchtungen mit körperlichen Begleiterscheinungen – Gefühl der Schwäche und Erschöpfung
Koro (auch shuk yang, rok-joo, jininiabemar)	Malaysia Südostasien	– plötzlich auftretende, intensive Angst, der Penis (bzw. Vulva oder Brustwarzen) könnten sich in den Körper zurückziehen und den Tod verursachen
Rootwork	Karibik Südstaaten der USA	– Angst vor dem Tod durch Vergiften oder Ermorden, der auf den Einfluss von Hexerei oder Zauberei zurückgeführt wird – Auftreten generalisierter Ängste, gastrointestinaler Beschwerden und Schwindel
Shenjing shuariuo (Neurasthenie)	China	– körperliche und geistige Erschöpfung, Benommenheit, Reizbarkeit – Schmerzen – Schlafstörungen, Gedächtnisverlust – Störungen der vegetativen Funktionen

Auf Grund der genannten Unterschiede können standardisierte Instrumente nur in der Population eingesetzt werden, für die sie entwickelt wurden, da andernfalls ein hohes Risiko für Fehldiagnosen besteht. Für eine teilstrukturierte Angstdiagnostik bei Personen aus anderen Kulturkreisen bietet Friedman (2001) folgende Leitfragen an:

Leitfragen für eine Angstdiagnostik mit Angehörigen anderer Kulturkreise

- Was sind die verbreitetsten/akzeptierten Ausdrucksformen von Angst/emotionaler Belastung in dieser ethnischen Gruppe?
- Wie wird Angst oder emotionale Belastung in dieser ethnischen Gruppe angesehen?
- Welche einzigartigen Stressoren könnte es in dieser Gruppe geben?
- Was sind besondere Stärken des Patienten und der ethnischen Gruppe?
- Was sind akzeptierte Behandlungsformen?
- Welche Rolle spielen der Patient, die Familie und die Gesellschaft im Hinblick auf die Störung und ihre Behandlung?
- Welche Erwartungen hat diese ethnische Gruppe an einen Psychologen hinsichtlich Diagnostik und Behandlung?

3.5 Kritik und Perspektiven der kategorialen Angstdiagnostik

Die Klassifikation der Angststörungen wie sie in DSM-IV und ICD-10 vorgenommen wird, ist nicht unumstritten. Eindeutige Marker oder unzweifelhaft feststellbare Kennzeichen (wie das „Wassermannzeichen" bei der Syphilis oder der HIV-Virus bei AIDS) für das Vorliegen der Störung fehlen bei den Angststörungen. Die Klassifikation beruht auf Konsensusentscheiden auf der Basis des jeweiligen empirischen Wissens. Dieses Vorgehen hat sich bewährt, weil mit der fortschreitenden Entwicklung der Kategoriensysteme auch die diagnostische Übereinstimmung zwischen Experten ansteigt. Alle damit verbundenen Probleme sind aber bei weitem noch nicht gelöst.

klassifikatorische Diagnostik ist mit Problemen verbunden

Zu den kritischen Punkten zählen (vgl. auch Barlow, 2002):
- Reliabilitätseinbußen durch Unstimmigkeiten über die Schwelle zwischen Störung und Nicht-Störung;
- die Häufigkeit und Un-Reliabilität von Restkategorien (Angststörung NNB);
- Informationsverlust, weil auf Angaben zu Schweregrad und begleitenden Merkmalen verzichtet wird;
- hohe diagnostische Heterogenität innerhalb einer Gruppe auf Grund des prototypischen Ansatzes;
- hohe Überlappung zwischen Kategorien (z. B. Angst und Depression).

Für die Forschung wird unter anderem ein stärkerer Rekurs auf dimensionale Meßmethoden gefordert, da die Unterscheidung zwischen Störung und Nicht-Störung artifiziell sei und die der Störung zu Grunde liegenden Merkmale dimensional verteilt seien (z. B. unkontrollierbare Sorgen; Ruscio, Borkovec & Ruscio, 2001). Das Problem dabei ist aber, dass es auf dem augenblicklichen Forschungsstand nicht zu beurteilen ist, welches die für ein verbindliches Klassifikationssystem relevanten Dimensionen sein sollten (APA, 1994). Es ist eine spannende Forschungsfrage, welche dimensionalen Konstrukte einen so hohen, und vielleicht störungsübergreifenden Erklärungswert für psychische Störungen aufweisen können, dass sie als klassifikatorisches Kriterium mit herangezogen werden können. Für den Gebrauch in der diagnostischen Forschungs- und Anwendungspraxis sind die hier vorgestellten Klassifikationssysteme deshalb bis auf weiteres konkurrenzlos.

4 Interviewverfahren zur Diagnostik von Angststörungen

objektive, reliable und valide Erfassung von Angstsymptomen mit standardisierten Interviews

Interviews erlauben durch ein stärkeres Ausmaß an Standardisierung in der Durchführung und Auswertung, Symptome und Syndrome objektiv, reliabel und vor allem auch vollständig zu erfassen und so die nötigen Informationen für eine valide Diagnosestellung zu erheben. Insbesondere für eine erste klassifikatorische Diagnostik bietet sich daher der Einsatz strukturierter oder standardisierter Interviews an. Neben solchen diagnostischen Interviews, die meist eine große Bandbreite an möglichen psychischen Störungen umfassen, liegen für einzelne Störungsbereiche spezifische diagnostische Interviews vor, die entweder darauf zielen, eine Verdachtsdiagnose zu verifizieren oder zusätzliche (z. B. therapierelevante) Informationen zu erheben. Im Folgenden werden die wichtigsten Interviewverfahren im deutschsprachigen Raum vorgestellt.

4.1 Diagnostische Interviews

Unterscheidung von Interviewverfahren nach Grad der Standardisierung

Je nach Grad der Standardisierung bei Durchführung und Auswertung des Interviews werden unterschiedliche Verfahrensgruppen unterschieden: Checklisten, strukturierte und standardisierte Interviews sowie computergestützte Expertensysteme.

Einen Überblick über solche Verfahren, die zur standardisierten Angstdiagnostik geeignet erscheinen, bietet Tabelle 12.

4.1.1 Internationale Diagnosen Checklisten (IDCL)

Die Internationalen Diagnosen Checklisten (IDCL, Hiller, Zaudig & Mombour, 1995) wurden seit Ende der 80er Jahre am Max-Planck-Institut für Psychiatrie in München zur operationalisierten Routinediagnostik in ambulanten Settings entwickelt. Die Autoren betonen ausdrücklich, dass die Anwendung der Checklisten Kenntnisse in klinischer Diagnostik voraussetzt.

Die IDCL für ICD-10 beinhaltet Checklisten in Form von 32 farbigen Karten in DIN A5-Format, die sich jeweils auf eine Diagnose beziehen und

Tabelle 12:
Standardisierte Interviews zur Diagnostik psychischer Störungen bei Erwachsenen

Verfahren	Autor(en)	Diagnose-stellung nach	Reliabilität*	Zeitauf-wand
Internationale Diagnosen Checklisten (IDCL)	Hiller et al., 1995	DSM-IV/ ICD-10	κ = .76	30–75 Minuten
Diagnostisches Interview für Psychische Störungen (DIPS)	Margraf et al., 2005	DSM-IV	κ = .64	60–90 Minuten
Mini-DIPS	Margraf, 1994	DSM-IV/ ICD-10	n. b.	30 Minuten
Strukturiertes Klinisches Interview für Psychische Störungen (SKID)	Wittchen et al., 1997	DSM-IV	κ > .60	60 Minuten
Composite International Diagnostic Interview (CIDI/DIA-X)	Wittchen & Pfister, 1997	DSM-IV/ ICD-10	κ = .81	65 Minuten

* für Angststörungen gesamt

folgende Störungsbereiche abdecken: Psychotische Störungen, Affektive Störungen, Angststörungen, Somatoforme Störungen, Störungen durch Einnahme psychotroper Substanzen, Essstörungen sowie organisch bedingte psychische Störungen. Im Hinblick auf die Diagnostik von Angststörungen werden Panikstörungen, Phobien (inklusive Sozialphobie), die Generalisierte Angststörung und Zwangstörungen abgedeckt, nicht jedoch die Posttraumatische Belastungsstörung.

PTB kann nicht diagnostiziert werden

Die Karten haben einen Umfang von zwei bis vier Seiten und enthalten die diagnostischen Kriterien und Kästchen zur Kodierung des Vorliegens der einzelnen Kriterien. Die Antwortmöglichkeiten beschränken sich dabei auf „Ja", „Nein" und „Verdacht". Bei Verneinen einer Eingangsfrage kann die Karte komplett übersprungen werden. Am Ende jeder Karte ist die Diagnosenummer der jeweiligen Störung angegeben.

Die Informationserhebung erfolgt als verbale Exploration durch einen Diagnostiker, wobei die Checklisten als Leitfaden dem Gespräch zu Grunde gelegt werden können. Es ist dabei nicht vorgeschrieben, in welcher Reihenfolge die Checklisten oder die enthaltenden Kriterien abgefragt werden. Die Autoren empfehlen ein hypothesengeleitetes Vorgehen, d. h. die Überprüfung von Verdachtsdiagnosen anhand der Checklisten. Bleiben Unklarheiten über das tatsächliche Symptombild bestehen, kann eine vorläufige

hohe Flexibilität durch hypothesengeleitetes Vorgehen möglich

Diagnose gestellt werden. Für die vollständige Exploration eines Patienten liegt der Zeitaufwand zwischen 30 bis 70 Minuten.

Es existiert eine analoge Form der IDCL für die Klassifikation nach DSM-IV, die derzeit 31 Checklisten umfasst.

Für Angststörungen allgemein wurden gute Test-Retest-Reliabilitäten (κ = .76) ermittelt. Insbesondere für die Panikstörung und Zwangsstörungen zeigten sich gute bis sehr gute diagnostische Übereinstimmungen (κ = .64 bis .88); die Kappa-Werte für Agoraphobie (κ = .52) und Soziale Phobie (κ = .49) fielen deutlich niedriger aus (Hiller, Zaudig & Mombour, 1995).

Auf Grund ihrer geringen Strukturierung erlauben die Checklisten dem Anwender, sich unmittelbar der im Vordergrund stehenden Symptomatik des Patienten zuzuwenden und so besser auf ihn einzugehen. Allerdings wächst damit auch die Gefahr, verdeckte Symptome zu übersehen.

4.1.2 Diagnostisches Interview für psychische Störungen (DIPS)

Mit dem DIPS (Margraf, Schneider & Ehlers, 1994) liegt ein strukturiertes Interview vor, das neben der Erfassung der häufigsten Achse-I-Störungen nach DSM-Kriterien auch die Erhebung weiterer therapierelevanter Informationen zu Entstehung und Verlauf der Störung erlaubt. Neben ausführlichen Sektionen zu allen Angststörungen, affektiven Störungen, Essstörungen, Somatoformen Störungen sowie Substanzbezogenen Störungen sind im DIPS Screenings auf körperliche Erkrankungen, nicht-organische Psychosen, Schlafstörungen sowie Gebrauch von Medikamenten, Nikotin und Koffein enthalten.

Diagnosestellung erst nach Abschluss des Interviews

Kernbestandteil des DIPS ist ein teilstandardisierter Interviewleitfaden (siehe Kasten 3). Nach einem soziodemografischen Teil sind die störungsrelevanten Fragen in verschiedene Störungsabschnitte geordnet, wobei der Interviewer mit dem Abschnitt beginnen kann, der ihm am relevantesten erscheint. Sprungregeln erlauben das Auslassen von irrelevanten Fragen. Am Ende jedes Abschnitts sind die jeweiligen Diagnosekriterien noch einmal überblicksartig zusammengestellt; hier hat der Interviewer auch die Möglichkeit, die Beeinträchtigung durch die vorliegenden Symptome einzuschätzen. Die Diagnosen selbst sollten erst am Ende des Interviews vergeben werden, um zu vermeiden, dass Symptome, die nur im Rahmen einer anderen Störung auftreten, zusätzlich als Störung klassifiziert werden. Für unabhängige Störungen können jedoch getrennte Primärdiagnosen vergeben werden. Neben den Diagnosen werden Einschätzungen der Achsen IV (Schwere der psychosozialen Belastung) und V (globales Funktionsniveau)

Kasten 3:
Auszug aus dem Interviewleitfaden des DIPS (Soziale Phobie; Margraf et al., 1994)

1.1 *Fühlen Sie sich in sozialen Situationen, in denen Sie beobachtet oder von anderen beurteilt werden könnten, ängstlich, nervös oder sehr aufgeregt?*

Ja _____ Nein _____

1.2 *Machen Sie sich übermäßige Sorgen, dass Sie etwas tun oder sagen könnten, das Ihnen peinlich sein könnte oder Sie vor anderen demütigen könnte, oder dass andere schlecht von Ihnen denken könnten?*

Ja _____ Nein _____

Falls NEIN, weiter zu Spezifische Phobien (S. 22)

2. *Ich werde einige solcher Situationen beschreiben und Sie fragen, wie Sie sich in jeder Situation fühlen.*
Schätzen Sie für jede Situation die Stärke der Angst und das Ausmaß der Vermeidung mit der Hilfe der folgenden Skala ein:

0	1	2	3	4
vermeidet nie/ keine Angst	vermeidet selten/leichte Angst	vermeidet gelegentlich/ mäßige Angst	vermeidet häufig/schwere Angst	vermeidet immer/sehr schwere Angst

	Angst	Vermeidung	Kommentare
a. *Partys*	____	____	____________
b. *Treffen, Zusammenkünfte, Tagungen*	____	____	____________
c. *Essen in der Öffentlichkeit*	____	____	____________
d. *Benutzen öffentlicher Toiletten*	____	____	____________
e. *Vor einer Gruppe sprechen/ förmliches Sprechen*	____	____	____________
f. *Vor anderen schreiben (Scheck ausfüllen, Formulare ausfüllen)*	____	____	____________
g. *Rendezvous, Verabredungssituation*	____	____	____________
h. *Mit Autoritätspersonen sprechen*	____	____	____________
i. *Selbstsicher sein, z. B.*			
1) unvernünftige Ansprüche zurückweisen	____	____	____________
2) andere bitten, ihr Verhalten zu ändern	____	____	____________
j. *Ein Gespräch beginnen*	____	____	____________
k. *Ein Gespräch aufrecht erhalten*	____	____	____________
l. *Andere Situationen*			
1) ______________________	____	____	____________
2) ______________________	____	____	____________

Bezüglich der wichtigsten Situation:

3. *Was erwarten Sie, bevor Sie sich in (...) begeben? Was denken Sie, wird geschehen bevor oder während (...)?*

verlangt. Das DIPS liegt seit neuestem in einer überarbeiteten Auflage für die Diagnostik nach DSM-IV-Kriterien vor (Margraf, Schneider & Ehlers, 2005).

Erhebung therapierelevanter Informationen möglich

Zur Erfassung von Angststörungen ist das DIPS ausgesprochen gut geeignet, da es die Erstellung von Angsthierarchien sowie die Erfassung von situationalen Einflüssen erlaubt, wodurch gleichzeitig wichtige Hinweise zur Therapieplanung abgeleitet werden können. Für aktuell vorliegende Angststörungen wurden sehr hohe Kappa-Werte bis zu $\kappa = .97$ (Phobische Störungen) ermittelt (Schneider, Margraf, Spoerkel & Franzen, 1992). Die Reliabilität der Lifetime-Diagnosen fiel dagegen etwas geringer aus.

Mini-DIPS als Kurzform

Das DIPS liegt außerdem in einer Kurzform vor (Mini-DIPS; Margraf, 1994), die eine Erfassung der wichtigsten psychischen Störungen überblicksartig erlaubt. Mit 30 Minuten Durchführungszeit ist das Mini-DIPS ein ausgesprochen ökonomisches Interview, das jedoch nur diagnoserelevante Fragen enthält und auf zusätzliche Informationen vollkommen verzichtet.

4.1.3 Strukturiertes Klinisches Interview für psychische Störungen (SKID-I)

SKID-I zur Erfassung von Achse-I-Störungen

Das SKID (Wittchen, Zaudig & Fydrich, 1997) ist ein strukturiertes Interview für DSM-IV, das in zwei getrennten Fassungen für die Erhebung von Achse I-Diagnosen (psychische Störungen) und Achse II-Diagnosen (Persönlichkeitsstörungen) vorliegt. Das SKID-I besteht aus einem einführenden Explorationsteil, in dem relativ frei aktuelle und frühere Symptome des Patienten erfragt werden, und zehn Sektionen, in denen strukturiert die Diagnosekriterien einzelner Störungen erfragt werden sollen. Erfasst werden dabei affektive Syndrome (Sektion A), psychotische Symptome (Sektion B), Missbrauch und Abhängigkeit von psychotropen Substanzen (Sektion E), Angststörungen (Sektion F), Somatoforme Störungen (Sektion G), Essstörungen (Sektion H) und Anpassungsstörungen (Sektion I). Die Sektionen C und D dienen zur Differenzialdiagnostik von psychotischen und affektiven Störungen; Sektion J erlaubt optional die Erfassung weiterer Störungen, wie z. B. Stressstörungen.

Durchführung setzt gute Kenntnisse der diagnostischen Kriterien voraus

Die Durchführung des Interviews nimmt etwa eine Stunde in Anspruch. Dabei muss der Interviewer anhand der Antworten entscheiden, ob ein diagnostisches Kriterium erfüllt ist oder nicht, d. h. klinisch-diagnostische Erfahrungen und Kenntnis der DSM-IV-Kriterien sind Voraussetzungen für die Durchführung des Interviews. Die Kodierung der Symptome erfolgt als „nicht vorhanden“, „vorhanden, aber nicht kriteriumsgemäß“, „sicher vorhanden und kriteriumsgemäß“ oder als „unsicher“. Je nach Kodierung der Antwort erfolgt ein Verweis auf die nächste Frage; irrelevante Fragekomplexe können so übersprungen werden. Diagnosen sollten erst nach Abschluss des Interviews gestellt werden. Zusätzlich ist eine Einschätzung der Achse V (globales Funktionsniveau) und der Achse III (körperliche Erkrankungen) möglich.

Für die ältere Form des SKID für DSM-III-R konnten gute Übereinstimmungswerte für die meisten Diagnosen ermittelt werden (κ zwischen .68 und .89; Wittchen et al., 1991).

4.1.4 *Composite International Diagnostic Interview (CIDI/DIA-X)*

hohe Standardisierung zur Absicherung der Objektivität und Reliabilität

Das CIDI (World Health Organization, 1990) ist ein hoch standardisiertes Interview zur Diagnostik der häufigsten psychischen Störungen des Erwachsenenalters, das ursprünglich von der WHO Task Force on Instrument Development auf der Grundlage der diagnostischen Leitlinien der ICD-10 entwickelt wurde. Die deutsche Übersetzung des Verfahrens wird auch als M-CIDI (Münchner CIDI; Wittchen et al., 1996) bezeichnet.

Das CIDI-Interview besteht insgesamt aus 276 Fragen, die 15 Sektionen zugeteilt sind, darunter einem Modul mit Fragen zur Soziodemografie (Sektion A), elf störungsspezifischen diagnostischen Modulen und drei optionalen Modulen zu Lebensereignissen, Familiengenetik sowie Interviewereinschätzungen und Beobachtungen. Diagnostisch erfasst werden Nikotinmissbrauch und -abhängigkeit (B), Somatoforme Störungen (C), Angststörungen (D), Depressive Störungen (E), Bipolare Störungen (F), Psychotische Störungen (G), Essstörungen (H), Alkoholmissbrauch und -abhängigkeit (I), Zwangsstörungen (K), Drogen- bzw. Medikamentenmissbrauch und -abhängigkeit (L) und Posttraumatische Belastungsstörungen (N).

Die diagnostischen Sektionen beginnen jeweils mit einer Stammfrage als Screening. Wird diese verneint, erfolgt ein Sprung zur nächsten Sektion. Neben Symptomfragen enthält der CIDI Fragen zu diagnoserelevanten Zeitkriterien, wie dem Erstauftreten von Symptomen und ihrer Dauer. Die Symptomfragen sind zunächst alternativ mit „Ja“ oder „Nein“ zu kodieren, positive Antworten verlangen eine Einschätzung der Symptomschwere und der diagnostischen Relevanz auf einer fünfstufigen Skala. Hier wird zusätzlich der Einfluss eines medizinischen Krankheitsfaktors oder einer Substanzwirkung ausgeschlossen.

Für den deutschen Sprachraum liegt mit dem DIA-X-Interview (Wittchen & Pfister, 1997) eine modifizierte Form des Verfahrens vor, wobei die vorgenommenen Veränderungen hauptsächlich als Erinnerungshilfe und zur Unterstützung des Patienten dienen. So wird das Interview durch ein separates

Listenheft mit Symptomlisten ergänzt, das der Patient vorgelegt bekommt. Auch das Antwortformat einzelner Items sowie auswertungstechnische Sprungregeln wurden verändert, um eine Erfassung subsyndromaler Symptome zu ermöglichen. Darüber hinaus existieren vier auf das DIA-X abgestimmte Screeningfragebögen, die zur Vorauswahl relevanter Sektionen oder zur Veränderungsmessung eingesetzt werden können: ein Stamm-Screening mit allen im DIA-X enthaltenen Stamm-Fragen, ein Depressionsscreening (DSQ), ein Angstscreening (ASQ) und ein Screening zum prämenstruellen Syndrom.

Screening-Fragebögen

Alle Fragen des CIDI/DIA-X sind in Formulierung und Reihenfolge vorgegeben und müssen vom Interviewer wörtlich vorgelesen werden. Werden Fragen nicht beantwortet oder missverstanden, ist die Frage ohne Umbetonung noch einmal vorzulesen. Eine Modifikation oder Anpassung einzelner Bereiche oder Fragen ist nicht möglich; es besteht jedoch die Möglichkeit vor Interviewbeginn die relevanten Sektionen vorzuwählen und die restlichen Sektionen wegzulassen.

Auf Grund dieser ungewöhnlich hohen Standardisierung kann das Interview sowohl von klinischen Diagnostikern als auch von diagnostischen Laien nach einer ausführlichen Schulung durchgeführt werden. Die durchschnittliche Dauer des CIDI bei Bearbeitung aller Sektionen wird auf 65 Minuten angegeben (Essau & Wittchen, 1993); mit klinisch auffälligen Patienten nimmt das Interview jedoch meist mehr Zeit in Anspruch.

computergestützte Auswertung

CIDI und DIA-X liegen sowohl als paper-pencil-Version als auch in computerisierter Form vor. Die Auswertung erfolgt dabei in jedem Fall computergestützt (d.h. Papier- und Bleistift-Angaben müssen vor der Auswertung in eine dafür vorgesehene Datenmaske eingegeben werden). Das Programm wertet die eingegebenen Daten algorithmisch anhand von diagnostischen Entscheidungsbäumen aus und liefert wahlweise Diagnosen nach ICD-10 und DSM-IV, wobei sowohl für die aktuelle Symptomatik als auch für die Lebenszeit gültige Diagnosen ausgegeben werden können.

Insgesamt können CIDI und DIA-X als objektive und reliable diagnostische Systeme eingeschätzt werden. Die Test-Retest-Reliabilität der einzelnen Diagnosen im CIDI liegt in einem guten Bereich; für Bulimie und die Generalisierte Angststörung konnten jedoch nur befriedigende Übereinstimmungen nachgewiesen werden. Für andere Angststörungen wurden gute bis sehr gute Kappa-Werte zwischen .72 (Sozialphobie) und 1 (Panikstörung) ermittelt (Wittchen, Lachner, Wunderlich & Pfister, 1998).

Im Hinblick auf die Validität liegt nur eine begrenzte Anzahl von Studien, hauptsächlich an klinischen Stichproben vor; es zeigen sich für Angststörungen meist geringe bis durchschnittliche Übereinstimmungen mit anderen strukturierten Interviews wie dem SCAN (Brugha, Jenkins, Taub, Meltzer & Bebbington, 2001) oder klinischen Urteilen (Komiti et al., 2001). Wittchen (1994) weist in einem Review zur Güte des CIDI jedoch darauf hin, dass der Vergleich verschiedener standardisierter Interviews auf Grund der unterschiedlichen Zielsetzungen der Verfahren und den jeweils zu Grunde gelegten Diagnosekriterien als problematisch zu betrachten ist.

Auf Grund der hohen Objektivität und Reliabilität eignen sich CIDI und DIA-X insbesondere für epidemiologische Forschung. In der Praxis werden sie auf Grund des hohen Umfangs und der starren Durchführungsregeln seltener eingesetzt.

4.2 Störungsspezifische Interviews

Neben den oben genannten umfassenden diagnostischen Interviews existieren für einzelne Störungsbilder spezifische Interviews, die nicht nur diagnostischen Zwecken dienen, sondern auch umfassendere und detailliertere Informationen zu einem Problembereich liefern. Solche Interviews können für eine vertiefende therapiebezogene Diagnostik eingesetzt werden, aber auch aus ökonomischen Gründen, wenn eine klassifikatorische Diagnostik nicht das primäre Ziel der Informationssammlung ist. Vorstellbar ist auch der routinemäßige Einsatz in Spezialambulanzen, beispielsweise für Traumaopfer.

Neben diesen störungsspezifischen Interviews werden im Kapitel 6 einige Verfahren vorgestellt, die als Fremd-Rating konzipiert wurden, deren Beurteilung jedoch auf Grundlage eines nicht standardisierten Interviews erfolgen sollte (die Hamilton Angstskala HAM-A; Hamilton, 1959; und die Liebowitz Social Anxiety Scale LSAS; Liebowitz, 1987).

4.2.1 Clinician Administered PTSD Scale (CAPS)

Die Clinician Administered PTSD Scale (Blake et al., 2000) ist ein teilstrukturiertes Interview zur Diagnostik der Posttraumatischen Belastungsstörung. Es wurde in Anlehnung an das DSM entwickelt und enthält entsprechend die DSM-IV-Kriterien zur Diagnose der PTB. Die Symptome werden einzeln abgefragt und sollen auf einer fünfstufigen Likertskala hinsichtlich der Häufigkeit ihres Auftretens und ihrer Intensität bewertet werden. Ankerbeispiele für die Einschätzung werden gegeben.

PTB-Diagnostik nach DSM-IV

Es lassen sich neben den Diagnosen PTB und akute Belastungsstörung auch der Schweregrad der Gesamtbelastung beziehungsweise der Belastung durch einzelne Symptombereiche ermitteln. Bei wiederholtem Einsatz der CAPS kann zusätzlich eine globale Veränderungsbewertung erhoben werden.

Studien zur Güte des Interviews zeigten gute bis sehr gute Retest- und Interrater-Reliabilitäten (siehe dazu Nyberg & Stieglitz, 2003, S. 377). Für die Durchführung des Interviews ist ein Training erforderlich.

Es existiert eine deutsche Übersetzung der CAPS (Nyberg & Frommberger, 2001), die jedoch noch nicht veröffentlicht wurde und von der bislang keine psychometrischen Eigenschaften bekannt sind.

4.2.2 Yale-Brown Obsessive Compulsive Scale (Y-BOCS)

Die Y-BOCS (Goodman et al., 1989) wurde als änderungssensitives Instrument zur Erfassung des Schweregrades von Zwangserkrankungen aus der klinischen Erfahrung der Autoren heraus entwickelt. Sie ist als teilstrukturiertes Interview konzipiert, das unabhängig von den Zwangsinhalten das Auftreten verschiedener Zwangssymptome innerhalb der letzten sieben Tage sowie in der Vergangenheit quantifiziert. Es stehen zwei Subskalen, „Zwangshandlungen“ und „Zwangsgedanken“, zur Abbildung der Symptomatik zur Verfügung, sowie fünfstufige Ratings zur Beurteilung des Schweregrades hinsichtlich Zeitaufwand, Beeinträchtigung im Alltagsleben, Leidensdruck, Widerstand und Kontrolle der Symptome. Ein Beispiel findet sich in Kasten 4. Die klassifikatorische Diagnostik von Zwangserkrankungen wird von der Y-BOCS weder intendiert noch geleistet.

nicht zur klassifikatorischen Diagnostik geeignet

Die Durchführung des Interviews dauert ca. 30 bis 60 Minuten, wobei der Interviewer klinische Erfahrungen mit Zwangsstörungen haben sollte. Die Auswertung kann getrennt für die beiden Subskalen oder durch Bildung eines Gesamtwerts erfolgen. Cut-off-Werte für das Vorliegen einer klinisch relevanten Beeinträchtigung sind angegeben.

Die Y-BOCS liegt in der deutschen Übersetzung von Hand und Büttner-Westphal (1991) vor. Die psychometrischen Untersuchungen zeigten, dass, anders als in der Originalfassung vorgeschlagen, eine dreifaktorielle Struktur mit den Faktoren „Stärke der Zwangsgedanken“, „Stärke der Zwangshandlungen“ und zusätzlich „Widerstand gegen die Zwangssymptomatik“ das Verfahren am besten beschreibt (Moritz et al., 2002). Reliabilitätsangaben liegen für die deutsche Version des Verfahrens noch nicht vor; die Originalfassung zeigte befriedigende bis gute Gütekriterien. Validitätsstudien zeigten hohe Korrelationen zu anderen zwangsspezifischen Verfahren, jedoch auch zu Depressivität und Angst. Zur Einschätzung des Schweregrads

Kasten 4:
Auszug aus dem Interviewleitfaden der Y-BOCS (Hand & Büttner-Westphal, 1991)

11. Einsicht in die Zwangsgedanken und -handlungen

„Glauben Sie, dass Ihre Befürchtungen oder Verhaltensweisen berechtigt sind?" (Pause) „Was meinen Sie, würde passieren, wenn Sie die Zwangshandlung nicht ausführen? Sind Sie überzeugt davon, dass tatsächlich etwas passieren würde?"

(Schätzen Sie die Einsicht des Patienten in die Sinnlosigkeit und Übertriebenheit seiner Zwangshandlungen ein, und zwar ausgehend von den Überzeugungen oder Annahmen, die der Patient während des Interviews äußert.)

0 = hervorragende Einsicht, völlig rational

1 = gute Einsicht, Patient gibt bereitwillig die Absurdität oder Übertriebenheit seiner (Zwangs-)Gedanken oder Verhaltensweisen zu; er scheint aber nicht völlig davon überzeugt zu sein, dass es neben der Angst nicht doch noch etwas gibt, über das man sich Sorgen machen müsste (d. h. er hat anhaltende Zweifel).

2 = mäßige Einsicht; Patient gibt widerwillig zu, dass seine Gedanken oder Verhaltensweisen unsinnig oder übertrieben scheinen, ist jedoch unschlüssig. Möglicherweise hat er einige unrealistische Ängste, jedoch keine dahinterstehenden festen Überzeugungen.

3 = wenig Einsicht; Patient behauptet, dass seine Gedanken oder Verhaltensweisen nicht unsinnig oder übertrieben sind (d. h., er hat überwertige Ideen).

4 = keine Kontrolle, wahnhaft; Patient ist entschieden überzeugt, dass seine Befürchtungen und Verhaltensweisen berechtigt sind, er reagiert nicht auf Gegenbeweise.

einer Zwangserkrankung sowie zur Erfassung der Symptombreite ist sie das meist eingesetzte Instrument.

die Selbstbeurteilungsform der Y-BOCS ist zur Einzelfalldiagnostik nur eingeschränkt geeignet

Die Y-BOCS liegt mittlerweile auch als Selbstbeurteilungsverfahren in Fragebogenform vor (Baer, 1993). Eine Überprüfung der Übereinstimmung von Fremd- und Selbstbeurteilungsratings mit der Y-BOCS ergab auf Gruppenebene eine gute Äquivalenz der Skalen (Schaible, Armbrust & Nutzinger, 2001), jedoch weisen die Autoren darauf hin, dass in der einzelfallbasierten Auswertung teilweise erhebliche Diskrepanzen in der Beurteilung der Symptome auftraten. Für diagnostische Zwecke ist daher die Interviewvariante der Y-BOCS dem Selbstrating vorzuziehen.

5 Selbstbeschreibungsverfahren

Unter Selbstbeschreibungsverfahren werden alle Instrumente zusammengefasst, bei denen der Patient selbst die Einschätzung seiner Symptome übernimmt. Die Verfahren unterscheiden sich stark in Länge, Frage- und Antwortformat und der inhaltlichen Konzeption. Der folgende Teil des Kompendiums stellt die wichtigsten Fragebögen und Ratingverfahren zur Selbstbeurteilung im Bereich der Angstdiagnostik vor. Dabei untergliedern wir nach Screening-Verfahren sowie störungsübergreifenden und störungsspezifischen Fragebögen. Auf Grund der außerordentlich hohen Anzahl verfügbarer Verfahren im Bereich der Angstdiagnostik kann nicht zu allen Verfahren Stellung genommen werden. Die Auswahl der in das Kompendium aufgenommenen Verfahren folgte daher zunächst den Empfehlungen des Arbeitskreises „Angstforschung" (Margraf & Bandelow, 1997), wobei darüber hinaus folgende Kriterien berücksichtigt wurden:

- Das Verfahren soll in deutscher Sprache vorliegen.
- Das Verfahren soll in mehreren Studien praktisch eingesetzt bzw. hinsichtlich der Eignung zur Angstdiagnostik bestätigt worden sein.
- Das Verfahren leistet einen spezifischen Beitrag zur Diagnostik von Angst oder Angststörungen.

Bei Vorliegen mehrerer Verfahren mit ähnlichem Aufbau und gleicher Messintention wurde dem gebräuchlicheren Verfahren der Vorzug gegeben. Zusätzlich erfolgen Hinweise auf einzelne Verfahren, die als besonders innovativ bzw. für spezielle Aspekte der Angstdiagnostik als besonders geeignet zu bewerten sind. Am Ende jedes Abschnitts wird in tabellarischer Form auf weitere relevante Verfahren verwiesen.

5.1 Screening-Verfahren

Screening zur ökonomischen Identifikation spezifischer Populationen

Screening-Verfahren helfen dem Diagnostiker, sich schnell und ökonomisch einen ersten Eindruck über das Vorliegen einer Störung oder klinisch relevanter Merkmale zu verschaffen. Meist enthalten sie daher nicht den Anspruch einer validen Störungsdiagnostik, sondern dienen als Vortest der Auswahl relevanter Personengruppen. Dies ist zum einem im klinisch-wissenschaftlichen Kontext von Belang, aber auch in Hinblick auf Fragen

der Behandlungszuweisung. Wesentliche Eigenschaften solcher Verfahren sind die Einfachheit der Handhabung und Auswertung sowie eine ausreichende Diskriminationsfähigkeit des relevanten Merkmals. Für weitere Informationen zu Anforderungen und Grundlagen von Screenings in der Angstdiagnostik sei auf Hoyer, Beauducel und Franke (2003) verwiesen. Im Rahmen des nächsten Abschnitts werden folgende Screening-Verfahren vorgestellt:
- Anxiety Screening Questionnaire (ASQ) und
- Hospital Anxiety and Depression Scale (HADS-A).

5.1.1 Anxiety Screening Questionnaire (ASQ)

Screening-Fragebogen des CIDI

Der Anxiety Screening Questionnaire wurde auf Grundlage des Münchner CIDI (Wittchen et al., 1996) entwickelt und enthält dementsprechend vorwiegend Fragen, die diesem diagnostischen Interview entlehnt wurden. Da der ASQ primär als Screening-Verfahren für die Allgemeinarztpraxis entwickelt wurde, ist die erste Frage auf den Anlass des Arztbesuches gerichtet. Diese Frage wird nicht in die Auswertung einbezogen und kann daher auch weggelassen werden. Der ASQ enthält weiterhin die jeweiligen Stammfragen zu Major Depression, Panikstörung, Sozialphobie, Agoraphobie, Posttraumatischer Belastungsstörung und Generalisierter Angststörung. Ein zweiter Teil, der nur ausgefüllt werden muss, wenn eine der Stammfragen zuvor bejaht wurde, zielt auf die Einschätzung von subsyndromalen Ängsten und insbesondere GAS-Symptomen. Hier werden Sorgeninhalte und psychovegetative Symptome durch Entscheidungsfragen abgefragt.

gut geeignet zum Screening auf GAS

Eine Untersuchung von Wittchen und Boyer (1998) zur Güte des ASQ zeigte, dass, gemessen an einer CIDI-Diagnose, bereits die Stammfragen eine hohe Sensitivität für ausgewählte Störungen aufwiesen. Für Generalisierte Ängste zeigte sich der ASQ sowohl als sensitiv (93.3 % Übereinstimmung) als auch spezifisch (96.3 %). Die Retest-Reliabilität der einzelnen Items lag zwischen $\kappa = .64$ und .92 in einem Zeitintervall von ein bis drei Tagen.

Mit nur drei bis vier Minuten Bearbeitungszeit bei gegebener Validität und Reliabilität ist der ASQ daher als Screening, insbesondere auf Generalisierte Angststörungen, geeignet.

5.1.2 Hospital Anxiety and Depression Scale (HADS-A)

Speziell für das Screening auf Angst und Depression in nicht-psychiatrischen Patientenpopulationen wurde die Hospital Anxiety and Depression Scale (Herrmann, Buss & Snaith, 1995) entwickelt. Sie enthält 14-Items mit einem vierstufigen Antwortformat, von denen jeweils sieben die Angst- bzw.

Depressionssubskala bilden. Angst wurde dabei vor allem in Anlehnung an die DSM-Kriterien der Generalisierten Angststörung operationalisiert. Tabelle 13 zeigt einige angstrelevante Items der HADS.

Tabelle 13:
Angstrelevante Items der Hospital Anxiety and Depression Scale

Ich fühle mich angespannt oder überreizt.	☐ meistens ☐ oft ☐ von Zeit zu Zeit/gelegentlich ☐ überhaupt nicht
Ich habe manchmal ein ängstliches Gefühl in der Magengegend.	☐ überhaupt nicht ☐ gelegentlich ☐ ziemlich oft ☐ sehr oft
Mich überkommt eine ängstliche Vorahnung, dass etwas Schreckliches passieren könnte.	☐ ja, sehr stark ☐ ja, aber nicht allzu stark ☐ etwas, aber es macht mir keine Sorgen ☐ überhaupt nicht

Umfangreiche Patientenstudien ergaben eine interne Konsistenz der Angstskala von $\alpha = .80$ und Retest-Reliabilitäten von $r_{tt} = .70$ bis .85 in Abhängigkeit vom Testintervall.

Hohe Interkorrelation zwischen der Angst- und der Depressivitätsskala

Die relativ hohe Interkorrelation der beiden Subskalen von $r = .53$ weist auf Schwächen der diskriminanten Validität hin. Trotzdem hat die HADS-A als Screening auf allgemeine psychopathologische Auffälligkeiten ihren Wert, da sie schnell und einfach zu bearbeiten ist. Es wird ein Cut-off-Wert von 10/11 für psychiatrische Auffälligkeit angeben, unter dessen Zuhilfenahme ca. 80 % der Patienten richtig als auffällig bzw. nicht auffällig klassifiziert werden können. Es existieren Normen für kardiologische Patienten und Gesunde.

Kasten 5:
Die Angstskalen der SCL-90-R – geeignet als Screening für Ängste?

In der Praxis ist es häufig wichtig, einfache und ökonomische Screeninginstrumente für verschiedene Angststörungen zur Verfügung zu haben. Ein häufig verwendetes Verfahren zur Eingangsdiagnostik ist die Symptom-Checkliste von Derogatis (1992; dt. Version von Franke, 2002), die verschiedene körperliche und psychische Symptome in neun Bereichen sowie die dadurch erlebte Beeinträchtigung für die letzten sieben Tage erfasst. Die SCL-90-R enthält vier Subskalen, die für ein Screening auf Angststörungen relevant erscheinen: Die Skalen „Zwanghaftigkeit“, „Unsicherheit im Sozialkontakt“, „Ängstlichkeit“ und „Phobische Angst“, die jeweils mit minimalem Aufwand das Ausmaß spezifischer und unspezifischer Ängste abzuschätzen sollen.

Studien konnten zeigen, dass die Subscores der SCL-90-R ein ökonomisches Screening auf Angststörungen erlauben (Franken & Hendriks, 2001; Hoyer, Becker, Neumer, Söder & Margraf, 2002, Franke, 2003). Damit können die angstrelevanten Subskalen der SCL als einfaches Screeningverfahren auf verschiedene Ängste empfohlen werden.

Zur Einschätzung einer relevanten Symptombelastung empfiehlt sich die Transformation der Rohwerte in T-Werte. Transformierte Werte im Bereich zwischen 40 und 60 können als unauffällig eingestuft werden, darüber liegende T-Werte weisen auf eine erhöhte Belastung hin. Für eine präzise Auswertung existieren alters- und geschlechtsspezifische Normwerte (Franke, 2003).

5.2 Störungsübergreifende Verfahren zur Angstdiagnostik

Erfassung klinisch relevanter Ängste ohne Störungszuordnung

Eine Reihe von Verfahren intendieren die Messung allgemeiner oder übergreifender Aspekte von Angst und Ängstlichkeit und lassen sich daher keiner konkreten Störungskategorie zuordnen. Dabei können eher grundlegende Verfahren, wie der BAI, von Verfahren abgegrenzt werden, die sehr spezifische Symptome, wie Angstsensitivität messen. Für die Vorstellung im Rahmen des Buches wurden folgende Verfahren ausgewählt:
- Beck Angst-Inventar (BAI),
- State-Trait-Angstinventar (STAI) und
- Angstsensitivitäts-Index (ASI).

5.2.1 Beck Angst-Inventar (BAI)

Das Beck Angst-Inventar (BAI; Beck & Steer, 1993; Möbius & Margraf, 2003) zielt auf die Erfassung des Vorliegens und der Intensität klinischer Ängste, ohne dass Aussagen über eine spezifische Diagnose möglich sind. Die Konstruktionslogik des BAI zielt auf eine hohe diskrimante Validität gegenüber Depressionsmaßen, d. h. anders als andere allgemeine Angstmaße sind BAI-Werte weniger hoch mit Depressivität korreliert. Daher ist der BAI auch bedingt als Screening auf Ängste geeignet, wobei teilweise kritisiert wird, dass die Items vor allem Paniksymptome abbilden und andere Angststörungen unterrepräsentiert sind (Hoyer et al., 2002).

Die 21 Items des BAI wurden auf Grundlage der DSM-IV-Symptomlisten für Panikstörung und Generalisierte Angststörung entwickelt und sollen hinsichtlich ihres Ausprägungsgrades in den letzten sieben Tagen beurteilt werden. Dafür steht eine vierstufige Skala (0 = „überhaupt nicht“ bis 3 = „stark – ich konnte es kaum ertragen“) zur Verfügung. Die Items erfassen neben physiologischen Symptomen (z. B. „Herzrasen oder -klopfen“) auch kognitive Aspekte der Angst (z. B. „Angst, die Kontrolle zu verlieren“). Die Auswertung erfolgt durch Bildung eines Gesamtsummenwerts.

Der BAI kann sowohl in klinischen als auch in Bevölkerungsstichproben eingesetzt werden: Für verschiedene Stichproben und Altersgruppen (ab 12 Jahre) existieren Normen, die eine Einschätzung der Schwere der Angst erlauben (Margraf & Ehlers, in Druck). Für alle Stichproben konnten gute bis sehr gute interne Konsistenzen ermittelt werden (Cronbach $\alpha = .85 - .93$). Auch die Retest-Reliabilität ist als sehr gut einzuschätzen. Mit einer angegebenen Bearbeitungszeit von fünf bis zehn Minuten ist der BAI darüber hinaus ein ausgesprochen ökonomisches Instrument.

5.2.2 State-Trait-Angstinventar (STAI)

Erfassung von allgemeiner Ängstlichkeit und aktueller Befindlichkeit

Das State-Trait-Angstinventar (Laux, Glanzmann, Schaffner & Spielberger, 1981; Originalpublikation Spielberger, Gorsuch & Lushene, 1970) besteht aus zwei Skalen, die Angst als habituellen Trait (allgemeine Ängstlichkeit) bzw. als aktuelle Empfindung (State-Zustandsangst) abbilden.

Der Trait-Aspekt (Skala STAI-G-Form X-2) bezieht sich dabei auf eine überdauernde, in verschiedenen Situationen auftretende Neigung, Situationen als bedrohlich einzustufen und mit Angst darauf zu reagieren. Die Skala besteht aus 20 Items, die dahingehend beantwortet werden sollen, wie häufig sie den allgemeinen Gefühlszustand der Person ausdrücken (z. B. „Ich bin ausgeglichen.“). Zustandsangst als State (Skala STAI-G-Form X-1) meint dagegen das Ausmaß der Angstreaktion in einer subjektiv als bedrohlich erlebten Situation. Die Erfassung erfolgt für den aktuellen Stimmungszustand, d. h. die Person soll angeben, wie sie sich im Moment fühlt (z. B. „Ich fühle mich angespannt.“). Auch hier werden 20 Items vorgeben, die, ebenso wie die Trait-Skala, auf einem vierstufigen Rating eingeschätzt werden sollen.

Der STAI wird häufig eingesetzt und kann als gut untersucht gelten. Die internen Konsistenzen der Skalen sind sehr hoch; die Retest-Reliabilität ist entsprechend der Konzeption für die Trait-Skala hoch; während die State-

Skala gemäß ihrer Messintention veränderungssensitiv ist und entsprechend niedrige Retest-Korrelationen aufweist. Die Testmappe zum STAI (Laux et al., 1981) enthält geschlechtsspezifische Normen für verschiedene Altersgruppen, die jedoch als veraltet gelten.

5.2.3 Angstsensitivitäts-Index (ASI)

Kasten 6:
Angstsensitivität – Messung der „Angst vor der Angst"?

> Kognitive Modelle zur Angstentstehung vermuten bei Personen mit einer Angsterkrankung eine systematische kognitive Verzerrung, die dahin geht, dass körperliche Veränderungen oder Symptome als bedrohlich interpretiert werden und dadurch die Angst weiter verstärken. Vor diesem Hintergrund wurde das Konzept der „Angstsensitivität" (AS) als Furcht vor angstbezogenen Empfindungen eingeführt (Reiss & McNally, 1985). Die Furcht entsteht dabei durch eine Missinterpretation dieser Symptome als bedrohlich oder schädigend in körperlicher, psychischer oder sozialer Weise. Es wird angenommen, dass die individuelle Angstsensitivität relativ stabil und zumindest teilweise genetisch determiniert ist. Ursprünglich als ätiologischer Faktor der Panikstörung entwickelt, wurde das Konzept später auch bei einer Reihe von anderen psychopathologischen Störungen eingesetzt (z. B. PTB, Somatisierung). Interessanterweise gibt es Hinweise darauf, dass die Art der gefürchteten Symptome sowohl geschlechts- (Armstrong & Khawaja, 2002) als auch kulturspezifisch (Zvolensky et al., 2003) sein könnte.

Angstsensitivität: Furcht vor mit Angst verbundenen Symptomen

Zur Messung der Angstsensitivität wird hauptsächlich der Anxiety Sensitivity Index (ASI, Reiss, Peterson, Gurskey & McNally, 1986; deutsch: Ehlers, 1986; vgl. auch Ehlers & Margraf, 1993; Fehm, 2003) verwendet, der mit 16 Items die Furcht vor körperlichen Symptomen, die typischerweise im Zusammenhang mit Angst auftreten, erfragt. Ursprünglich als eindimensionales Konzept vorgestellt, ließen die Ergebnisse späterer Studien Zweifel an der Einfaktorenstruktur (siehe z. B. Rodriguez, Bruce, Pagano, Spencer & Keller, 2004) aufkommen. In Folge wurde der ASI neu überarbeitet und ergänzt. Resultat war der ASI-R (Taylor & Cox, 1998), der mit 36 Items die Angstsensitivität auf den Skalen „Angst vor respirativen Symptomen", „Angst vor beobachtbaren Angstsymptomen", „Angst vor kardiovaskulären Symptomen" sowie „Angst vor fehlender kognitiver Kontrolle" erfasst und über gute psychometrische Eigenschaften verfügt (Deacon, Abramowitz, Woods & Tolin, 2003; Zvolensky et al., 2003). Eine Übersetzung des ASI-R

Ausmaß der Angstsensitivität korreliert mit Therapieveränderungen

findet sich in Kasten 7 (sowie im Internet unter: http://www.psychologie.tu-dresden.de/angstfragebogen). Verschiedene Therapiestudien belegen, dass sich das Ausmaß der Angstsensitivität durch Therapie durchaus verändern lässt, was die Angstsensitivität als relevanten Prädiktor einer Angstsymptomatik erscheinen lässt (z. B. Carter, Sbrocco, Gore, Watt Marin & Lewis, 2004; Simon et al., 2004). Kritisch ist hierzu jedoch anzumerken, dass ein Teil der durch den ASI aufgeklärten Varianz durch Item-Überlappung mit anderen Angstmaßen zu Stande kommt (Hawkes, Brown & Tata, 2004).

Kasten 7:
Der ASI-R

Bitte kreuzen Sie die Zahl an, die am besten wiedergibt, wie sehr Sie jeder der folgenden Aussagen zustimmen. Falls einzelne Aussagen gar nicht auf Sie zutreffen (z. B. „Es macht mir Angst, wenn ich mich wackelig fühle" für jemanden, der sich noch nie wackelig gefühlt hat), geben Sie bitte an, *wie Sie erwarten*, sich in einer solchen Situation zu fühlen. Antworten Sie ansonsten auf Grundlage Ihrer Erfahrungen. Bitte achten Sie darauf, bei jeder Aussage nur eine Zahl anzukreuzen und alle Aussagen zu beantworten.

		sehr wenig	ein wenig	ziemlich	stark	sehr stark
1.	Es ist mir wichtig, nicht nervös zu wirken.	0	1	2	3	4
2.	Wenn ich mich nicht auf eine Aufgabe konzentrieren kann, denke ich, ich könnte verrückt werden.	0	1	2	3	4
3.	Es macht mir Angst, wenn ich mich „wackelig" fühle.	0	1	2	3	4
4.	Es macht mir Angst, wenn ich mich schwach fühle.	0	1	2	3	4
5.	Es macht mir Angst, wenn mein Herz rast.	0	1	2	3	4
6.	Es macht mir Angst, wenn mir übel ist.	0	1	2	3	4
7.	Wenn ich bemerke, dass mein Herz rast, befürchte ich, ich könnte eine Herzattacke haben.	0	1	2	3	4
8.	Es macht mir Angst, wenn ich kurzatmig bin.	0	1	2	3	4
9.	Wenn ich mir den Magen verdorben habe, befürchte ich, ernsthaft krank zu sein.	0	1	2	3	4
10.	Es macht mir Angst, wenn ich mich nicht auf eine Aufgabe konzentrieren kann.	0	1	2	3	4
11.	Wenn ich starkes Herzklopfen habe, befürchte ich, dass ich einen Schlaganfall erleiden könnte.	0	1	2	3	4
12.	Wenn ich in der Gegenwart anderer zittere, sorge ich mich darüber, was andere von mir denken könnten.	0	1	2	3	4

13.	Wenn ich mich fühle als bekäme ich nicht ausreichend Luft, fürchte ich zu ersticken.	0	1	2	3	4
14.	Wenn ich Durchfall habe, befürchte ich, dass etwas mit mir nicht stimmen könnte.	0	1	2	3	4
15.	Wenn sich mein Brustkorb eng anfühlt, fürchte ich, nicht mehr richtig atmen zu können.	0	1	2	3	4
16.	Wenn meine Atmung unregelmäßig wird, fürchte ich, etwas Schlimmes wird passieren.	0	1	2	3	4
17.	Es beängstigt mich, wenn meine Umgebung fremd oder unwirklich erscheint.	0	1	2	3	4
18.	Das Gefühl zu ersticken jagt mir Angst ein.	0	1	2	3	4
19.	Wenn ich Brustschmerzen habe, befürchte ich, dass ich einen Herzanfall haben könnte.	0	1	2	3	4
20.	Ich glaube, es wäre entsetzlich, sich in der Öffentlichkeit übergeben zu müssen.	0	1	2	3	4
21.	Es macht mir Angst, wenn mein Körper sich seltsam oder irgendwie anders anfühlt.	0	1	2	3	4
22.	Ich befürchte, andere Leute könnten meine Angst bemerken.	0	1	2	3	4
23.	Wenn ich mich benommen fühle, bin ich besorgt, möglicherweise geisteskrank zu sein.	0	1	2	3	4
24.	Es macht mir Angst, wenn ich vor anderen erröte.	0	1	2	3	4
25.	Wenn ich starke Bauchschmerzen habe, befürchte ich, es könnte Krebs sein.	0	1	2	3	4
26.	Wenn ich Probleme beim Schlucken habe, fürchte ich zu ersticken.	0	1	2	3	4
27.	Wenn ich bemerke, wie mein Herz einen Schlag lang aussetzt, befürchte ich, dass etwas ernsthaft nicht mit mir stimmt.	0	1	2	3	4
28.	Es macht mir Angst, wenn meine Hände kribbeln.	0	1	2	3	4
29.	Wenn mir schwindelig ist, befürchte ich, dass etwas mit meinem Kopf nicht stimmt.	0	1	2	3	4
30.	Wenn ich in sozialen Situationen schwitze, fürchte ich, dass die anderen schlecht von mir denken werden.	0	1	2	3	4
31.	Wenn meine Gedanken zu rasen scheinen, befürchte ich, ich könnte verrückt werden.	0	1	2	3	4
32.	Wenn mein Hals eng ist, bekomme ich Angst, nicht mehr richtig atmen zu können.	0	1	2	3	4
33.	Wenn sich mein Gesicht taub anfühlt, befürchte ich, einen Schlaganfall erleiden zu können.	0	1	2	3	4
34.	Wenn es mir schwer fällt, klar zu denken, befürchte ich, dass etwas mit mir nicht stimmt.	0	1	2	3	4
35.	Ich denke, es wäre furchtbar für mich, in der Öffentlichkeit in Ohnmacht zu fallen.	0	1	2	3	4
36.	Wenn ich eine Leere im Kopf spüre, mache ich mir Sorgen, dass mir ernsthaft etwas fehlt.	0	1	2	3	4

Die Auswertung erfolgt über die Bildung eines Gesamtsummenwertes (0–144) oder Auswertung auf Skalenebene:

- Angst vor kardiovaskulären Symptomen (Items 6, 7, 9, 11, 14, 19, 25, 27–29, 33)
- Angst vor respiratorischen Symptomen (Items 3–5, 8, 13, 15–18, 21, 26, 32)
- Angst vor beobachtbaren Angstreaktionen (Items 1, 12, 20, 22, 24, 30, 35)
- Angst vor kognitiver Fehlkontrolle (Items 2, 10, 23, 31, 34, 36)

Hinweise zur Auswertung und aktuelle Vergleichswerte/Normen auch unter: http://www.psychologie.tu-dresden.de/angstfragebogen.

5.2.4 Weitere störungsübergreifende Verfahren

Tabelle 14:
Weitere störungsübergreifende Verfahren zur Angstdiagnostik

Name	Literatur	Skalen	Güte	Itemzahl
Angstbewältigungsinventar (ABI)	Krohne & Egloff, 1999	– Vigilanz Ego – Vigilanz physische Bedrohung – Kognitive Vermeidung Ego – Kognitive Vermeidung Bedrohung	Cronbach α befriedigend; r_{tt} sehr gut	80
Positive and Negative Affect Scale (PANAS)	Krohne, Egloff, Kohlmann & Tausch, 1996	State und Trait Erfassung von positivem und negativem Affekt	Cronbach α gut; eingeschränkte diskriminante Validität	20
Thought Control Questionnaire (TCQ)	Wells & Davies, 1994; Fehm & Hoyer, 2004	– Ablenkung – soziale Kontrolle – Sorgen – Bestrafung – Umbewertung	Cronbach α nicht bei allen Skalen befriedigend	30

5.3 Agoraphobie und Panikstörung

Mehrdimensionale Diagnostik von kognitiven, körperlichen

Agoraphobie und Panikstörung können diagnostisch auf mehreren Ebenen untersucht werden. Neben Fragebögen, die eher Befürchtungen und andere kognitive Symptome erfragen, zielen andere auf die Erhebung von körperlichen Symptomen oder Verhaltenskorrelaten. Für eine umfassende

Diagnostik ist die Berücksichtigung aller Aspekte notwendig, so dass sich mehrdimensionale Verfahren, wie der AKV (Ehlers, Margraf & Chambless, 2001) anbieten.

und Vermeidungssymptomen

Da Panikstörung und Agoraphobie häufig gemeinsam auftreten bzw. insbesondere die auftretenden kognitiven Symptome sich überlappen, scheint es sinnvoll und ökonomisch, Fragebögen einzusetzen, die auf beide Störungsbilder Bezug nehmen. Die zwei gebräuchlichsten dieser Verfahren werden im Folgenden vorgestellt:
- Fragebogen zu körperbezogenen Ängsten, Kognitionen und Vermeidung (AKV) und
- Panik- und Agoraphobie-Skala (PAS).

5.3.1 Fragebogen zu körperbezogenen Ängsten, Kognitionen und Vermeidung (AKV)

Der AKV (Ehlers, Margraf & Chambless, 2001) besteht aus insgesamt drei syndromspezifischen Verfahren zur Erfassung körperlicher, kognitiver, emotionaler und verhaltensorientierter Symptome bei Panikstörungen und Agoraphobie: dem Body Sensations Questionnaire, dem Agoraphobic Cognitions Questionnaire (BSQ, ACQ; Chambless, Caputo, Bright & Gallagher, 1984) sowie dem Mobilitätsinventar (MI; Chambless, Caputo, Jasin, Gracley & Williams, 1985).

Erfassung von Angst vor körperlichen Symptomen, angstbezogenen Gedanken und Vermeidung

Der Fragebogen zur Angst vor körperlichen Symptomen (BSQ) enthält 17 Items zur Intensität der Angstreaktion auf wahrgenommene körperliche Symptome, wie Herzklopfen oder Schwitzen. Der Fragebogen zu angstbezogenen Kognitionen (ACQ) erfasst die Häufigkeit angstbezogener Gedanken in gefürchteten Situationen. Die insgesamt 14 Items lassen sich den Subskalen „Körperliche Krisen“ und „Kontrollverlust“ zuordnen, die auch getrennt auswertbar sind. Für beide Fragebögen erfolgt die Einschätzung auf einer fünfstufigen Likert-Skala. Die Auswertung erfolgt als mittlerer Summenwert über alle Items.

Mit dem Mobilitätsinventar (MI) ist darüber hinaus das Ausmaß phobischer Vermeidung diagnostizierbar. Anhand von 27 Situationen wird die Häufigkeit der Vermeidung erfasst, wobei eine Unterscheidung zwischen der Vermeidung von Situationen allein oder in Begleitung möglich ist. Durch die Vorgabe spezifischer, potenziell angstauslösender Situationen (Plätze, Verkehrsmittel etc.) ist das MI zur Erstellung von Angsthierarchien und zur Ableitung therapeutischer Maßnahmen gut geeignet. Beispielitems für alle drei Verfahren sind in Tabelle 15 dargestellt.

Tabelle 15:
Itembeispiele aus dem AKV

Verfahren	Instruktion*	Beispielitem	Rating
ACQ	Bitte geben Sie an, wie oft der Gedanke vorkommt, wenn Sie ängstlich oder nervös sind.	Ich muss mich gleich übergeben.	nie – selten – die Hälfte der Zeit – gewöhnlich – immer
BSQ	Bitte geben Sie an, wie viel Angst Sie vor der Empfindung haben.	Herzklopfen	gar nicht – ein wenig – mittelmäßig – sehr – extrem
MI	Bitte geben Sie an, in welchem Ausmaß Sie die folgenden Plätze und Situationen vermeiden.	Kinos oder Theater	vermeide: niemals – selten – ungefähr die Hälfte der Zeit – meistens – immer

* Instruktionen gekürzt

Die Autoren geben für den BSQ und das MI gute bis sehr gute und für den ACQ befriedigende bis gute interne Konsistenzen an. Die Retest-Reliabilitäten für die Verfahren liegen in verschiedenen Stichproben zwischen $r_{tt} = 0.63$ und 0.8.

zu Screeningzwecken und Therapieplanung geeignet

Neben der symptombezogenen Diagnostik zur Therapieplanung kann der AKV auch zu Screeningzwecken für Panikstörung und Agoraphobie sowie für somatoforme Beschwerden eingesetzt werden. Es werden Normen für verschiedene klinische Gruppen zur Verfügung gestellt.

5.3.2 Panik- und Agoraphobie-Skala (PAS)

Zur Bestimmung des Schweregrades einer Panikstörung mit oder ohne Agoraphobie kann die Panik- und Agoraphobie-Skala (Bandelow, 1997) eingesetzt werden. Die Skala ist darüber hinaus für die Dokumentation des Therapiefortschritts geeignet.

Der Fragebogen enthält 13 Items, die auf einer fünfstufigen Likertskala (0 bis 4) eingeschätzt werden sollen. Die Items sind fünf Skalen zuordenbar: „Panikattacken“, „agoraphobische Vermeidung“, „antizipatorische Angst“, „Einschränkungen“ und Gesundheitssorgen“. Mit einem Zusatzitem kann kontrolliert werden, ob die Panikattacken erwartet oder unerwartet auftreten. Die Auswertung erfolgt getrennt für die Subskalen, um mögliche Therapieeffekte differenziert bestimmen zu können; für die Ermittlung des Schweregrads der Störung werden alle Items aufsummiert.

Die PAS ist an Patienten mit Panikstörung normiert und verfügt über eine gute interne Konsistenz ($\alpha = .85$). In verschiedenen Studien konnte die Änderungssensitivität des Verfahrens belegt werden (siehe Bandelow, 2003). Die Durchführung des Verfahrens nimmt etwa 15 Minuten in Anspruch. Die PAS liegt parallel als Fremdbeurteilungsform vor, wobei sich die interne Konsistenz nicht von der Selbstbeurteilungsform unterscheidet. Selbst- und Fremdrating korrelieren mit $r = .90$ miteinander.

hohe Übereinstimmung zwischen Selbst- und Fremdbeurteilung

5.4 Spezifische Phobien

Grundsätzlich lassen sich eine Vielzahl Spezifischer Phobien abgrenzen. Zur diagnostischen Erfassung gibt es daher zwei Zugänge: zum einen Verfahren, die auf die Erhebung allgemeiner phobischer Symptome in verschiedenen Situationsklassen zielen und so Hinweise auf die Art der Phobie geben, und zum anderen Verfahren, die konkret das Ausmaß spezifischer phobischer Ängste (z. B. Spinnenangst) erfassen. Von der ersten Gruppe von Verfahren werden der

- Angstfragebogen (FQ) und der
- Fear Survey Schedule (FSS-III)

vorgestellt. Als phobiespezifische Fragebögen wurden der

- Dental Fear Survey (DFS) und der
- Fragebogen zur Angst vor Spinnen (FAS)

ausgewählt; eine Auflistung weiterer Verfahren findet sich am Ende des Abschnitts.

5.4.1 Angstfragebogen (FQ)

Der Angstfragebogen (Fear Questionnaire; Marks & Mathews, 1979; dt. Übersetzung in Klann, Hahlweg & Heinrichs, 2003) wurde ursprünglich zur Erfassung von Therapieeffekten bei den am häufigsten auftretenden phobischen Ängsten entwickelt. Er enthält dementsprechend Items zu agoraphobischen und sozialen Situationen. Da der FQ darüber hinaus eines der wenigen Verfahren darstellt, das spezifisch für die Erfassung von Blut-, Spritzen- und Verletzungsphobien geeignet ist, wird er an dieser Stelle vorgestellt.

zur Diagnostik der Blut-, Spritzen- und Verletzungsphobie geeignet

Der FQ umfasst 20 Situationen, die der Patient hinsichtlich seiner Vermeidung auf einer neunstufigen Skala einschätzen soll. Neben einem Gesamtangstwert können Summenscores für die faktorenanalytisch bestätigten Skalen „agoraphobische Ängste“, „soziale Ängste“ und „Angst vor Verletzung“

gebildet werden, die jeweils zwischen 0 und 40 liegen. Darüber hinaus kann aus den ersten 16 Items ein Angstsummenwert gebildet werden, der das Ausmaß angstbedingter Vermeidung wiedergibt. Der Summenwert der übrigen Items bildet eine affektive Symptomatik ab.

In verschiedenen Studien konnten befriedigende bis gute Reliabilitätskennwerte für den FQ ermittelt werden (Cronbach $\alpha = .71 - .83$; z. B. Oei, Moylan & Evans, 1991). Für die Originalform werden bevölkerungsbasierte Normen berichtet (Gillis & Haaga, 1995); deutsche Normen sind bislang noch nicht bekannt.

5.4.2 Fear Survey Schedule (FSS-III)

Der FSS-III (Schulte, 1976) stellt die Weiterentwicklung des Fear Survey Schedule (FSS; Wolpe & Lang, 1964) dar, der ursprünglich als Verfahren zur Wirksamkeitserfassung von Systematischer Desensibilisierung bei Angststörungen entwickelt wurde. Der FSS-III wurde gezielt auf die Erfassung der typischsten phobischen Ängste modifiziert und enthält 72 Items, die sich folgenden sechs Skalen zuordnen lassen: „Angst vor Tieren“, „Angst vor Verletzungen und Krankheit“, „Angst vor sozialen Situationen“, „Angst vor Geräuschen“, Angst vor sonstigen Stimuli“ und „weitere klassische Phobien“. Der FSS-III erlaubt neben der Bildung eines Gesamtwerts durch Aufsummierung der fünffach gestuften Ratings die Auswertung auf Skalenebene sowie die Bestimmung der Anzahl intensiver Ängste. Zur Differenzierung verschiedener Angststörungen scheint der FSS-III jedoch nicht geeignet (Beck, Carmin & Henninger, 1998). Zur Therapieplanung kann das Verfahren wichtige Hinweise auf die individuell angstauslösenden Situationen und Reize liefern.

Hinweise zur Therapieplanung ableitbar

5.4.3 Dental Fear Survey (DFS)

Erfassung von Angst und Vermeidung bei Zahnarztbehandlungen

Zur Erfassung von Zahnbehandlungsängsten kann der 20 Items umfassende „Dental Fear Survey“ eingesetzt werden (Kleinknecht, Klepac & Alexander, 1973; dt. Bearbeitung von Tönnies, Mehrstedt & Eisentraut, 2002). Dabei werden angstbedingte Verhaltensweisen (Verschieben oder Absagen eines Behandlungstermins), körperliche Symptome während der Behandlung, Gefühle vor und während der Behandlung sowie eine Globaleinschätzung der Zahnbehandlungsangst erfragt. In Untersuchungen zeigte sich eine Dreifaktorenstruktur des Fragebogens mit den Skalen „Erwartungsangst und Vermeidungsverhalten“, „Angst vor und während spezifischer Behandlungssituationen“ sowie „physiologische Angstreaktionen“. Kasten 8 zeigt einige Itembeispiele des Fragebogens.

Kasten 8:
Itembeispiele des Dental Fear Survey

Hat Angst vor zahnärztlicher Behandlung Sie schon jemals veranlasst:

	nie	ein- oder zweimal	einige Male	oft/ häufig	immer
1. Einen Zahnarztbesuch heraus schieben	☐	☐	☐	☐	☐

Bitte stufen Sie Ihre Reaktionen bei der Durchführung einer Zahnarztbehandlung ein:

	nicht im Geringsten	ein bisschen	etwas	viel	sehr viel
4. Meine Atmung wird schneller	☐	☐	☐	☐	☐

Bitte stufen Sie ein, wie viel Angst oder unangenehme Gefühle jede der folgenden Situationen bei Ihnen auslöst:

	gar keine	ein bisschen	etwas	viel	sehr viel
12. Der Geruch der Praxisräume	☐	☐	☐	☐	☐

Der DFS kann routinemäßig zur Abklärung von Art und Ausmaß von Dentalphobien eingesetzt werden. Dafür wird ein einfacher Summenscore gebildet, der zwischen 20 (überhaupt keine Angst) und 100 (sehr große Angst) liegt, wobei Durchschnittswerte von 38 ermittelt wurden. Es existieren Empfehlungen für Cut-off-Werte, die eine therapeutische Intervention nahe legen. Die Prävalenz von behandlungsbedürftigen Zahnbehandlungsphobien wird dabei auf 10 bis 15 % bei Zahnarztpatienten geschätzt.

5.4.4 Fragebogen zur Angst vor Spinnen (FAS)

Der Fragebogen zur Angst vor Spinnen (FAS; Rinck et al., 2002) ist die deutsche Übersetzung des Fear of Spiders Questionnaire (FSQ; Szymanski & O'Donohue, 1995). Er enthält 18 Aussagen, die den Faktoren „vermeidendes Coping“ und „Verletzungsangst“ zugeordnet werden können und auf einer siebenstufigen Skala zu beurteilen sind. Zur Auswertung wird die Summe der Ratings gebildet. Der FAS weist sehr gute Reliabilitätskennwerte auf (Cronbach $\alpha = .96$; Retestreliabiliät $r_{tt} = .95$).

zweite, gekürzte Übersetzung liegt vor

Vom FSQ liegt mit dem Spinnen-Angst-Fragebogen (SAF; Pössel & Hautzinger, 2002) eine weitere Übersetzung vor, die im Gegensatz zum FAS um vier Items gekürzt wurde. Die interne Konsistenz des SAF liegt mit einem Cronbach α von .94 in einem vergleichbar guten Bereich wie beim FAS; die Retest-Reliabilität nach einem Monat betrug in der Studie $r_{tt} = .75$.

5.4.5 Weitere Verfahren zur Diagnostik Spezifischer Phobien

Tabelle 16:
Weitere Fragebögen und Ratingskalen zu Spezifischen Phobien

Name	Literatur	Skalen/Faktoren	Güte	Item-zahl
Dental Anxiety Scale (DAS)	Ingersoll, 1987	Allgemeine Zahnbehandlungsangst	Cronbach α gut; externe Validität gegeben	4
Flugangstfragebogen (FFS)	Pauli & Mühlberger, 1996	– Fliegen – Antizipation – Turbulenzen – Landen – Generalisierte Flugangst	Cronbach α und r_{tt} sehr gut; Validität gegeben	21
Spinnen-Angst-Fragebogen (SAF)	Pössel & Hautzinger, 2002	– Vermeidungs- und Hilfesuchverhalten – Angst vor Verletzung	Cronbach α sehr gut; r_{tt} gut	14
Spinnenangst-screening (SAS)	Rinck et al., 2002	Spinnenangst	Cronbach α und r_{tt} sehr gut; hohe externe Validität	4
Spinnenphobie-fragebogen (SPF)	Rinck et al., 2002	– Wachsamkeit – Fixierung – Vermeidendes Coping	Cronbach α gut; Validierung an Verhaltenstest	43
Tunnelangst-fragebogen (TAF)	Mühlberger & Pauli, 2000	– Angst bei Tunneldurchfahrten als Fahrer – Angst als Beifahrer	n. b.	22

5.5 Soziale Phobie

International gibt es ca. 25 publizierte Verfahren, die auf die Diagnostik sozialphobischer Symptome zielen. Die am häufigsten eingesetzten Verfahren sollen im Folgenden dargestellt werden. Dazu zählen:

- Soziale-Phobie-und-Angst-Inventar (SPAI),
- Social Interaction Anxiety Scale (SIAS),
- Social Phobia Scale (SPS),
- Skala „Angst vor Negativer Bewertung“ (SANB).

Darüber hinaus ist an dieser Stelle die Liebowitz Social Anxiety Scale (LSAS) zu nennen, die im Rahmen dieses Buches in ihrer ursprünglichen Form als Fremdratingskala (siehe Abschnitt 6.2) vorgestellt wird. Neben Verfahren, die allgemein Symptome in verschiedenen sozialen Situationen erfragen, lassen sich auch Fragebögen einsetzen, die für die Soziale Phobie typische Aspekte in Aufmerksamkeit oder Kognitionen erfragen. Darüber hinaus zielen weitere Verfahren auf die Erfassung der sozialen Kompetenz bzw. Performanz. Beispiele solcher Verfahren sind tabellarisch in Abschnitt 5.5.5 dargestellt.

5.5.1 Soziale-Phobie-und-Angst-Inventar (SPAI)

Das Social Phobia and Anxiety Inventory (SPAI; Turner, Beidel, Dancu & Stanley, 1989) erfasst für Sozialphobie spezifische kognitive und somatische Reaktionen sowie Verhaltensweisen in der Häufigkeit ihres Auftretens. Die Originalversion des Fragebogens enthält 45 Items zur sozialen Angst und 13 Fragen zu agoraphobischem Erleben und Verhalten. Die Agoraphobie-Skala wurde zur Erhöhung der Validität des SPAI aufgenommen, da Soziale Phobie und Agoraphobie häufig komorbid auftreten. Durch Subtraktion des Agoraphobie-Scores vom Sozialphobie-Score sollte dabei eine bessere Diskriminationsleistung erreicht werden.

Erfassung von sozialen Ängsten differenziert nach Interaktionspartnern

Die deutsche Version der SPAI (Fydrich, 2002) wurde auf Grund psychometrischer Analysen auf 22 Items verkürzt, von denen 13 für verschiedene Personengruppen bzw. verschiedene Gedanken abgefragt werden. Die Agoraphobie-Skala der Originalversion wurde komplett entfernt. Die Beantwortung der Items erfolgt hinsichtlich der Häufigkeit des Auftretens eines genannten Symptoms auf einer siebenstufigen Skala. Ein Itembeispiel aus dem SPAI ist in Kasten 9 dargestellt.

Die Reliabilität des SPAI kann als sehr gut beurteilt werden. Die interne Konsistenz lag in Studien bei $\alpha = .93$ bis .97 und die Retest-Reliabilität nach viermonatigem Testintervall bei $r_{tt} = .82$ (siehe Fydrich, 2003). Darüber hinaus konnte eine gute diskriminante Validität nachgewiesen werden: Der SPAI war als einziges Verfahren in der Lage, sicher zwischen Patienten mit Sozialer Phobie bzw. Panikstörung mit und ohne Agoraphobie zu trennen (Peters, 2000). Durch die differenzierte Struktur ist er in der Durchführung jedoch aufwändiger als andere Verfahren. Für den Fragebogen liegen Vergleichswerte für klinische und nicht-klinische Stichproben vor.

Kasten 9:
Beispielitems aus dem SPAI

Sie finden hier eine Liste, in denen Erfahrungen, Gedanken und Gefühle beschrieben werden, die man in sozialen Situationen erleben kann. Unter einer sozialen Situation soll dabei eine Begegnung von zwei oder mehr Personen verstanden werden. Beispiele hierfür sind eine Versammlung, ein Vortrag, eine Party oder ein Gespräch mit anderen. Viele Menschen erleben sich selbst in solchen Situationen als unsicher. Das bedeutet, sie sind angespannt, nervös oder fühlen sich unwohl. Bitte kreuzen Sie bei der jeweiligen Aussage an, wie häufig Sie sich so erleben.

	nie	sehr selten	selten	manchmal	häufig	sehr häufig	immer
1. Ich bin unsicher, wenn ich zum Mittelpunkt der Aufmerksamkeit werde.	□	□	□	□	□	□	□

[...]

	nie	sehr selten	selten	manchmal	häufig	sehr häufig	immer
12. Ich bin unsicher, wenn ich eine Meinung vertrete gegenüber							
– Fremden	□	□	□	□	□	□	□
– Autoritätspersonen	□	□	□	□	□	□	□
– Angehörigen des anderen Geschlechts	□	□	□	□	□	□	□
– Menschen im Allgemeinen	□	□	□	□	□	□	□

5.5.2 Social Interaction Anxiety Scale (SIAS)

Ängste in Interaktionssituationen

Speziell zur Erfassung von Ängsten in Interaktionssituationen wurde die Social Interaction Anxiety Scale (SIAS; Mattick & Clarke, 1998; deutsche Bearbeitung von Stangier, Heidenreich, Berardi, Golbs & Hoyer, 1999) entwickelt. Mit 20 Items erfasst die SIAS Ängste in sozialen Situationen, wie Gespräche initiieren und aufrecht erhalten oder dem Sprechen mit Autoritätspersonen. Die Beantwortung der Items erfolgt auf einem fünfstufigen Rating (0 = „überhaupt nicht" bis 4 = „sehr stark").

Die Auswertung der Skala ist durch Aufsummierung der Itemwerte sehr einfach, wobei drei Items invertiert werden müssen. Als Cut-off-Wert für die Identifikation von Patienten mit Sozialer Phobie wurde ein Summenscore von 30 bestimmt (Stangier et al., 1999).

Studien zur Güte der deutschen Version der SIAS zeigten übereinstimmend sehr gute interne Konsistenzen und Retest-Reliabilitäten. Eine Untersuchung von Heinrichs und Kollegen (Heinrichs et al., 2002) stellt jedoch die diskriminante Validität des Verfahrens im Hinblick auf andere Angststörungen als unzureichend belegt dar. Es empfiehlt sich daher, zur Diagnostik der Sozialen Phobie weitere störungsspezifische Verfahren einzusetzen. Für die Verlaufsdiagnostik bei Sozialer Phobie ist die SIAS jedoch gut geeignet (Stangier et al., 1999). Die Autoren schlagen darüber hinaus vor, die SIAS gemeinsam mit der Social Phobia Scale (SPS) einzusetzen, die analog Ängste in Performanzsituationen erfragt.

5.5.3 Social Phobia Scale (SPS)

Ängste in Leistungssituationen

Gemeinsam mit der SIAS wurde die Social Phobia Scale (SPS; Mattick & Clarke, 1998; deutsche Bearbeitung von Stangier et al., 1999) entwickelt, um den zweiten typischen Symptombereich der Sozialen Phobie, die Ängste in Leistungssituationen, erfassen zu können. Wie auch die SIAS enthält die SPS 20 Items, die auf einer fünfstufigen Likert-Skala (0 = „überhaupt nicht“ bis 4 = „sehr stark“) hinsichtlich der Angstausprägung in der Situation beurteilt werden. Die erfragten Leistungssituationen beziehen sich unter anderem auf Essen oder Trinken in der Öffentlichkeit oder dem Sprechen vor Gruppen.

Wie auch die SIAS verfügt die SPS über sehr gute Reliabilitätskennwerte (Cronbach $\alpha = .94$; $r_{tt} = .96$; Stangier et al., 1999). Für die Originalversion wurde ein Drei-Faktorenstruktur mit den Faktoren „Allgemeine Beobachtungsangst“, „Spezifische Beobachtungsangst“ und Agoraphobische Ängste“ ermittelt, die jedoch für die deutsche Version nicht repliziert werden konnte (Heinrichs et al., 2002). Die Auswertung erfolgt daher ebenfalls über die Gesamtskala, wobei als Cut-off-Wert für die Diskrimination von Patienten mit Sozialer Phobie ein Summenscore von 20 angegeben wird (Stangier et al., 1999). Das Verfahren gilt als änderungssensitiv und liefert wichtige Hinweise auf die Art der gefürchteten Situation. Mit einer Bearbeitungszeit von fünf bis zehn Minuten ist es darüber hinaus sehr gut praktisch einsetzbar. Subtypen der Sozialen Phobie scheinen sowohl mit dem SIAS als auch mit dem SPS nicht differenziert werden zu können.

5.5.4 Skala „Angst vor Negativer Bewertung" (SANB)

Die Skala „Angst vor Negativer Bewertung" (SANB; Vormbrock & Neuser, 1983) wurde auf Grundlage der Fear of Negative Evaluation Scale (FNE) von Watson und Friend (1969) entwickelt und zielt auf die Erfassung des kognitiven Aspekts Sozialer Phobie, insbesondere der Angst vor Bewertung durch andere. Der SANB besteht aus 20 Items zu Befürchtungen in sozialen Situationen (z. B. „Ich mache mir Sorgen darüber, was meine Vorgesetzten von mir denken."), die auf einer vierstufigen Likertskala (1 = „trifft fast nie zu" bis 4 = „trifft fast immer zu") beurteilt werden. Die Bearbeitungsdauer beträgt zehn bis 15 Minuten; der SANB ist einfach durch die Bildung eines Gesamtsummenscores auszuwerten, wobei sechs Items vor der Auswertung invertiert werden müssen.

Für den SANB liegen geschlechtsspezifische Prozentrangnormen vor. Hohe Werte auf der Skala sind laut den Autoren mit geringerem Selbstwert und der Angst, sich in sozialen Situationen zu blamieren oder nicht Ernst genommen zu werden, assoziiert.

Kasten 10:
Diagnostik Sozialer Kompetenzen – Der Unsicherheitsfragebogen

Obwohl durchaus nicht alle Patienten mit Sozialen Ängsten auch an sozialen Kompetenzdefiziten leiden, kann die Diagnostik solcher Skills wertvolle Hinweise für die Therapieplanung erbringen. Für die Erfassung von Selbstsicherheit und die Evaluation von Therapieerfolgen wurde im Rahmen des Assertiveness-Trainingsprogramms der Unsicherheitsfragebogen (Ullrich & Ullrich, 1994) entwickelt. Er enthält 65 Items, die auf folgende Skalen verteilt sind:

- Fehlschlags- und Kritikangst,
- Kontaktangst,
- Nicht-nein-sagen-Können,
- Fordern können (Positiv-Skala),
- Schuldgefühle und
- Anständigkeit.

Vor allem die ersten vier Skalen konnten mehrfach auch faktorenanalytisch bestätigt werden. Reliabilität und Validität des Verfahrens sind als gut einzuschätzen, wobei das Verfahren nicht spezifisch für Soziale Phobie ist, sondern allgemein zur Kompetenzdiagnostik eingesetzt werden kann.

5.5.5 *Weitere Verfahren zur Diagnostik Sozialer Phobien*

Tabelle 17:
Weitere Fragebögen und Ratingskalen zu Sozialer Phobie

Name	Literatur	Skalen/ Faktoren	Güte	Item-zahl
Fragebogen zu sozialphobischen Einstellungen (SPE)	Stangier, Heidenreich, Ehlers, & Clark, 1996b	– Negatives Selbstbild – Erwartung sozialer Inadäquatheit – Überhöhte soziale Leistungsstandards	Cronbach α gut bis sehr gut; konvergente Validität gut	48
Fragebogen zu sozialphobischen Kognitionen (SPK)	Stangier, Heidenreich, Ehlers, & Clark, 1996c	– Negatives Selbst – Angst vor Versagen – Angst vor dem Auftreten sichtbarer Körpersymptome	Cronbach α gut	22
Fragebogen zu sozialphobischem Verhalten (SPV)	Stangier, Heidenreich, Ehlers, & Clark, 1996a	– Selbstkontrolle – Maskierung – Vermeidung von Aufmerksamkeit – Kognitive Vermeidung	Cronbach α unzureichend bis befriedigend	27
Skala „Vermeidung sozialer Situationen" (SVSS)	Vormbrock & Neuser, 1983	– Vermeidung unbekannter Personen – Befindlichkeit in sozialen Situationen – Angst vor großen Gruppen	r_{tt} gut, Konstruktvalidität gut	20
Fehlschlagangstfragebogen (FAF)	Ullrich & Ullrich de Muynck, 1978	Fehlschlagangst	Cronbach α sehr gut, r_{tt} gut bis sehr gut, hohe Korrelationen zu relevanten FB	20
Fragebogen zur Messung dispositioneller Selbstaufmerksamkeit	Filipp & Freudenberg, 1989	– Private Selbstaufmerksamkeit – Öffentliche Selbstaufmerksamkeit – Soziale Angst	Cronbach α befriedigend, r_{tt} gut	27

5.6 Generalisierte Angststörung

Zur Erfassung Generalisierter Ängste liegen als Standardverfahren vor:
- Penn State Worry Questionnaire (PSWQ) und
- Worry Domains Questionnaire (WDQ).

Diese Fragebögen zielen konkret auf die Erfassung des Ausmaßes von Sorgen und Grübeln.

Darüber hinaus steht mit dem Metakognitionsfragebogen (MKF) ein Selbstbeurteilungsverfahren zur Verfügung, das stärker an einer spezifischen Störungskonzeption orientiert ist. Die drei Verfahren werden im Folgenden näher vorgestellt.

5.6.1 Penn State Worry Questionnaire (PSWQ)

kann im Rahmen der Diagnostik bei Schlafstörungen und Depressionen eingesetzt werden

Der Penn State Worry Questionnaire (PSWQ; Meyer, Miller, Metzger & Borkovec, 1990; deutsche Übersetzung von Stöber, 1995) zielt auf die Quantifizierung pathologischer Besorgnis, insbesondere im Rahmen der Generalisierten Angststörung, aber auch bei Schlafstörungen und Depressionen. Pathologische Besorgnis wird dabei definiert als chronisch, exzessiv und unkontrollierbar. Der PSWQ enthält 16 als persönliche Aussagen formulierte Items, die auf einer fünfstufigen Skala von „überhaupt nicht typisch für mich" bis „äußerst typisch für mich" eingeschätzt werden. Pathologische Besorgnis wird dabei als eindimensionales Konzept aufgefasst, so dass zur Auswertung ein einfacher Gesamtscore gebildet wird, der zwischen 16 und 80 liegt.

Der PSWQ wies sowohl in klinischen als auch in nicht-klinischen Stichproben eine gute interne Konsistenz (Cronbach $\alpha = .86$ bis .95; siehe van Rijsoort, Emmelkamp & Vervaeke, 1999) auf. Die von den Testautoren vorgeschlagene Eindimensionalität konnte in späteren Faktorenanalysen nicht konsistent bestätigt werden (Stöber, 1995; Fresco, Heimberg, Mennin & Turk, 2002). Eine neuere Untersuchung (Brown, 2003) lieferte dagegen Argumente für die Richtigkeit der eindimensionalen Skalierung. Für die deutsche Version des PSWQ liegen derzeit noch keine Normen vor; jedoch gibt es eine Form, die sich auf die Besorgnis in den letzten sieben Tagen bezieht und daher für die Veränderungsmessung in der Therapie eingesetzt werden kann (Stöber & Bittencourt, 1998). Insgesamt kann der PSWQ als reliabler und valider Fragebogen zur Erfassung pathologischer Sorgen gelten, der inzwischen als Standardinstrument in Forschung und Diagnostik gilt.

5.6.2 Worry Domains Questionnaire (WDQ)

Im Gegensatz zum PSWQ wurde der Worry Domains Questionnaire (WDQ; Tallis, Eysenck & Mathews, 1992) zur Erfassung des Ausmaßes nichtpathologischer Sorgen entwickelt. In Clusteranalysen konnten fünf Bereiche allgemeiner Besorgnis identifiziert werden, die den Subskalen des WDQ entsprechen: Beziehung, Mangel an Zuversicht, Zukunft, Arbeit und Finanzielle Angelegenheiten.

Diese Subskalen sind mit je fünf Items repräsentiert, die als Aussagen formuliert sind (z. B. „Ich mache mir Sorgen, dass ich meine Ziele nie erreichen werde.“) und die auf einer fünfstufigen Likertskala von 0 („gar nicht“) bis 4 („äußerst“) beurteilt werden sollen. Durch die Bildung eines Gesamtsummenscores ist die Auswertung des Verfahrens sehr einfach. Die Auswertung auf Subskalenebene gibt Hinweise auf spezifische Sorgenbereiche. Normwerte liegen allerdings noch nicht vor. Von einem Einsatz des WDQ in klinischen Stichproben wird weitgehend abgeraten, da hohe Werte teilweise ein Ausdruck problemorientierten Copings sein können und daher schwer interpretierbar sind (siehe Joormann, 2003). Es kann jedoch davon ausgegangen werden, dass ein hohes Ausmaß an allgemeiner Besorgnis mit pathologischem Sorgen einher geht (Korrelation PSWQ-WDQ: r = .62; Stöber & Joormann, 2001b).

nicht geeignet zur Diagnostik in klinischen Populationen

Die deutsche Übersetzung von Stöber (1995) erwies sich ebenso wie die Originalversion als hochreliabel. Allerdings konnte die ursprünglich postulierte Faktorenstruktur nicht ohne weiteres repliziert werden (siehe auch van Rijsoort et al., 1999). Es existiert darüber hinaus eine deutschsprachige Kurzform des WDQ mit zehn Items, die in der Itempräsentation und faktoriell der Langform entspricht (Stöber & Joormann, 2001a). Die fünf Subskalen werden dabei je über zwei Items abgebildet.

5.6.3 Metakognitionsfragebogen (MFK)

Erfassung von „Meta-Sorgen“

„Sorgen über die Sorgen“ ist ein wesentliches Merkmal pathologischer Besorgnis, wie sie im Rahmen der Generalisierten Angststörung auftritt. Der Metakognitionsfragebogen (MFK; Hoyer & Gräfe, 1999, rev. 2003) beruht auf dem Meta-Cognitions Questionnaire (MCQ) von Cartwright-Hatton und Wells (1997) und erfasst Gedanken und Einstellungen zum Sorgen. Die Itemsammlung wurde aus Interviews mit Angstpatienten abgeleitet, wobei die endgültige Fassung des MCQ 65 Items enthielt, die sich faktorenanalytisch den in Tabelle 18 dargestellten Skalen zuordnen ließen.

Die Items werden auf einer vierstufigen Skala eingeschätzt. Die Auswertung erfolgt skalenweise; Norm- oder Cut-off-Werte liegen noch nicht vor. Die Reliabilitätskennwerte des MCQ sind als gut einzuschätzen. Die interne Konsistenz der einzelnen Skalen lag zwischen $\alpha = .72$ (Bewusstheit von Kognitionen) und .89 (Vertrauen in kognitive Fähigkeiten). Für die deutsche Version wurden leicht abweichende Werte ermittelt (Cronbach $\alpha = .78$ bis .93). Erste Untersuchungen zur Validität ergaben ausreichende Korrelationen mit relevanten psychopathologischen Skalen. Insbesondere die Skala 2 (Unkontrollierbarkeit der Sorgen) weist eine gute klinische Spezifität auf (Hoyer, Beesdo, Nündel, Türke & Becker, 2005).

Tabelle 18:
Skalen des Metakognitionsfragebogens

Skala	Itemzahl	Beispielitem
Positive Einstellungen zum Sorgen	19	„Mich zu sorgen hilft mir, zukünftige Probleme zu vermeiden."
Unkontrollierbarkeit der Sorgen	16	„Sich sorgen ist gefährlich für mich."
Vertrauen in kognitive Fähigkeiten	10	„Es ist schwierig für mich zu unterscheiden, ob ich etwas getan oder es mir nur vorgestellt habe."
Negative Einstellungen zum Sorgen (inklusive Aberglauben, Verantwortlichkeit und Bestrafung)	13	„Wenn ich einen sorgenvollen Gedanken nicht kontrollierte und das Befürchtete träte dann ein, wäre ich selbst schuld."
Bewusstheit von Kognitionen	7	„Ich denke viel über meine Gedanken nach."

5.7 Zwangsstörungen

Zwangsstörungen lassen sich durch folgende klassische Verfahren diagnostizieren:
- Hamburger Zwangsinventar (HZI),
- Maudsley Obsessional-Compulsive Inventory (MOCI) und
- Yale-Brown Obsessive-Compulsive Scale (Y-BOCS).

Die Y-BOCS wurde bereits an anderer Stelle als störungsspezifisches Interview vorgestellt, existiert in analoger Form jedoch auch als Selbstrating.

5.7.1 Hamburger Zwangsinventar (HZI/HZI-K)

umfangreiches Inventar zu Zwangssymptomen

Das Hamburger Zwangsinventar (Zaworka, Hand, Jauernig & Lünenschloß, 1983) ist ein Selbstbeurteilungsverfahren, welches das Vorliegen einer Vielzahl von Zwangssymptomen in den vergangenen vier Wochen prüft. Die Itemgenerierung erfolgte durch Interviews mit Zwangspatienten und nachfolgenden Expertenratings hinsichtlich der Zugehörigkeit zum Zwangsspektrum und der angenommenen Beeinträchtigung. Die 188 Items sind verhaltensorientiert als Fragen formuliert und alternativ mit „stimmt" oder „stimmt nicht" zu beantworten. Es lassen sich sechs Skalen bilden, die jeweils Items mit vier unterschiedlichen Schwierigkeitsstufen enthalten. Tabelle 19 enthält Itembeispiele für alle Skalen. Werden überwiegend Items der oberen Schwierigkeitsstufen angekreuzt, kann dies als Hinweis für Übertreibungstendenzen gewertet werden.

Tabelle 19:
Skalen des Hamburger Zwangsinventars

Skala		Itembeispiel
HZI-A	Kontrollhandlungen	Überprüfen Sie Ihre Wohnung länger als 1/2 Stunde bevor Sie sie verlassen?
HZI-B	Waschen/Reinigen	Waschen Sie sich die Hände, nachdem Sie einem Tier zu nahe gekommen sind?
HZI-C	Ordnen	Ordnen Sie jedes Mal Ihr Wäschefach neu, wenn Sie ein Stück aus einem Stapel nehmen?
HZI-D	Zählen, berühren, sprechen	Haben Sie schon einmal Treppenstufen gezählt?
HZI-E	Gedankliche Rituale	Kommt es vor, dass Ihnen im Laufe eines Tages immer wieder ein bestimmtes Wort, Bild oder ein bestimmter Satz einfällt?
HZI-F	Gedanken, sich selbst oder anderen Leid zuzufügen	Ist Ihnen schon einmal der Gedanke gekommen, dass Sie etwas demolieren, zerstören oder in Brand setzen könnten?

Die Bearbeitungsdauer wird von den Autoren mit 20 bis 30 Minuten angegeben, wobei mit steigender Störungsschwere bis zu mehrere Stunden eingeplant werden müssen. Bei Vorliegen schwerer Depressionen, Manien oder Kontrollzwänge empfehlen die Autoren eine Durchführung als Interview, um einer möglichen Dekompensation vorzubeugen.

Für die Auswertung liegen Schablonen vor, die die „stimmt"-Antworten auf den einzelnen Skalen aufsummieren. Zusätzlich kann ein Gesamtwert gebildet werden. Für alle Werte liegen Stanine-Normen vor. Die Skalen weisen gute psychometrische Eigenschaften auf; die Retest-Reliabilität liegt zwischen $r_{tt}=.78$ und .96.

Es existiert eine Kurzform des Hamburger Zwangsinventars (Klepsch, Zaworka, Hand, Lünenschloß & Jauernig, 1993), die analog zur Langform aufgebaut ist, jedoch auf 72 Items reduziert wurde. Die Kurzform korreliert in hohem Ausmaß mit der Langform (r = .88 bis .97), Retest-Reliabilität und interne Konsistenz der Skalen sind als gut einzuschätzen.

5.7.2 Maudsley Obsessional-Compulsive Inventory (MOCI)

Art und Stärke von Zwangssymptomen lassen sich mit dem Maudsley Obsessional-Compulsive Inventory (MOCI; Hodgson & Rachman, 1977, dt. Übersetzung z. B. in Reinecker, 1998) erfassen. Der MOCI besteht aus

30 Items, die dichotom mit „richtig“ oder „falsch“ vom Patienten zu beurteilen sind. Die Items fragen dabei nach konkreten Verhaltensweisen (z. B. „Ich vermeide es, öffentliche Telefone zu benutzen.“) bzw. nach Persönlichkeitseinschätzungen (z. B. „Ich habe ein sehr genaues Bewusstsein.“) und können den Faktoren „Kontrollieren“, „Reinigen“, „Langsamkeit“ und „Zweifeln“ zugeordnet werden. Neben der Auswertung auf diesen Skalen kann ein Gesamtwert gebildet werden. Die interne Konsistenz des Gesamtscores kann mit einem Cronbach $\alpha = .89$ als gut eingeschätzt werden, die Werte der Subskalen liegen deutlich darunter (Emmelkamp, Kraaijkamp & van den Hout, 1999).

Zur Diagnosestellung ist der MOCI nicht geeignet; er kann aber als veränderungssensitives Instrument im Therapieverlauf eingesetzt werden. Die Prä-Post-Differenz im MOCI korreliert hoch mit Therapeuteneinschätzungen und mit Patienteneinschätzungen der Symptomveränderung sechs Monate nach Therapieende (siehe dazu Lang & Lutz, 2003). Für die deutsche Übersetzung des MOCI fehlen bislang noch psychometrische Angaben.

Zwangsgedanken können nicht erfasst werden

Auf Grund des Fehlens einer spezifischen Skala zu Zwangsgedanken sollte der MOCI durch andere Verfahren ergänzt werden, um eine umfassende Diagnostik von Zwangssymptomen zu ermöglichen.

5.8 Posttraumatische Belastungsstörung

Zur Posttraumatischen Belastungsstörung liegt derzeit nur eine kleine Zahl validierter Selbstauskunfts-Instrumente vor. Zu den wesentlichen gehören dabei

- Impact of Event-Skala (IES),
- Fragebogen zu Gedanken nach traumatischen Erlebnissen (PTCI) sowie
- Posttraumatische Stress-Skala 10 (PTSS-10).

Weitere Verfahren sind in Abschnitt 5.7.4 aufgeführt.

5.8.1 Impact of Event-Skala – revidierte Version (IES-R)

gebräuchlichstes Verfahren im Rahmen der PTB-Diagnostik

Die Impact of Event-Skala (Horowitz, Wilner & Alvarez, 1979) ist eines der gebräuchlichsten Verfahren zur Abschätzung von Traumafolgen. Ursprünglich mit zwei Skalen, „Intrusionen“ und „Vermeidungssymptome“, konstruiert, wurde die Skala später um eine weitere Subskala ergänzt, die mit „Hyperarousal“ den dritten Symptombereich der PTB abbildet (Weiss & Marmar, 1996; deutsche Fassung Maercker & Schützwohl, 1998; siehe Tabelle 20). Insgesamt enthält die IES-R 22 Items zu Symptomen, die in der

Häufigkeit ihres Auftretens in den letzten sieben Tagen auf einer vierstufigen Skala (0 = „überhaupt nicht“, 1 = „selten“, 3 = „manchmal“, 5 = „oft“) eingeschätzt werden sollen.

Tabelle 20:
Skalen der Impact of Event-Scale

Skala	Itemzahl	Beispielitem
Intrusion	7	„Immer wenn ich an das Ereignis erinnert wurde, kehrten die Gefühle wieder.“
Vermeidung	8	„Ich versuchte, Erinnerungen daran aus dem Weg zu gehen.“
Hyperarousal	7	„Ich hatte Schwierigkeiten nachts durchzuschlafen.“

Die Auswertung erfolgt durch Aufsummierung der Itemwerte pro Skala. Von der Bildung eines Gesamtsummenwertes wird abgeraten; durch Anwendung einer Prüfformel kann jedoch das Vorliegen einer PTB abgeschätzt werden.

Die Testgüte der revidierten Version wurde an politisch Inhaftierten und Kriminalitätsopfern überprüft (Maercker & Schützwohl, 1998). Dabei konnten die zwei Skalen weitgehend faktorenanalytisch bestätigt werden; für die Skala „Vermeidung“ wurden zwei Faktoren gefunden. Einer dieser Faktoren, der am ehesten das Phänomen des emotionalen Abstumpfens (Numbing) beschreibt, war mit zwei Items jedoch unterrepräsentiert, so dass die drei ursprünglichen Subskalen beibehalten wurden. Reliabilitätsuntersuchungen zeigten sehr gute interne Konsistenzen ($\alpha > .90$) mit Ausnahme der Vermeidungsskala, für die sich nur ein zufriedenstellender Wert von Cronbach $\alpha = .79$ ermitteln ließ. Nach Wiedervorlage der Skala nach drei Monaten ergaben sich Retest-Reliabilitäten zwischen .66 bis .80. Die diagnostische Sensitivität der IES-R wurde anhand des DIPS überprüft und zeigte gute Übereinstimmungen zu dieser Fremdbeurteilungsdiagnose ($\kappa = .61/.63$).

5.8.2 Fragebogen zu Gedanken nach traumatischen Erlebnissen (PTCI)

Der Fragebogen zu Gedanken nach traumatischen Erlebnissen (Ehlers & Boos, 1999) ist die vorläufige Übersetzung des Posttraumatic Cognitions Inventory (Foa, Ehlers, Clark, Tolin & Orsillo, 1999) und zielt auf die Identifikation traumabezogener dysfunktionaler Kognitionen. Dies macht ihn zu einem wertvollen Instrument für die therapiebezogene Diagnostik. Der PTCI besteht aus insgesamt 33 Items, die auf drei Skalen verteilt sind: „negative Kognitionen über sich selbst“ (21 Items), „negative Kognitionen über die

Welt“ (7 Items) und „Selbstbeschuldigung“ (5 Items). Die Items werden anhand einer siebenstufigen Skala (1 = „völlig andere Meinung“ bis 7 = „stimme völlig zu“) hinsichtlich ihres Zutreffens eingeschätzt. Die Auswertung erfolgt aufgrund der unterschiedlichen Itemzahlen durch Berechnung der durchschnittlichen Itemantwort sowie durch Berechnung eines Gesamtwertes.

Studien zur Validität des PTCI zeigten hohe Korrelationen aller Skalen mit Maßen allgemeiner Psychopathologie (Depression, Ängstlichkeit) und PTB-Schwere. Mit dem PTCI kann man zwischen traumatisierten und nicht-traumatisierten Personen differenzieren und Hinweise auf das Vorliegen einer PTB erhalten.

5.8.3 Posttraumatische Stress-Skala-10 (PTSS-10)

Screening-verfahren

Für ein Screening auf posttraumatische Belastungsstörungen kann die PTSS-10 (Weisaeth, 1989; deutsche Fassung Maercker, 1998) eingesetzt werden, die mit zehn Items äußerst ökonomisch das Vorliegen von Kernsymptomen der PTB in den letzten sieben Tagen abschätzt. Die Beurteilung der Items erfolgt anhand einer vierstufigen Skala (0 = „überhaupt nicht“ bis 3 = „oft“), wobei zur Auswertung die Itemantworten aufsummiert werden. Bei einem Summenwert größer als 12,5 besteht Verdacht auf PTB. Die interne Konsistenz der Skala ist als gut bis sehr gut einzuschätzen; für die Originalversion wurden darüber hinaus hohe Korrelationen zu anderen PTB-relevanten Maßen, wie der Impact of Event-Scale festgestellt.

5.8.4 Weitere Verfahren zur Diagnostik Posttraumatischer Belastungsstörungen

Tabelle 21:
Weitere Fragebögen zur Posttraumatischen Belastungsstörung

Name	Literatur	Skalen/Faktoren	Güte	Item zahl
Modifizierte PTSD-Symptom-Skala (MPSS)	Spitzer, Abraham, Reschke & Freyberger, 2001	– Intrusion, – Vermeidung, – Übererregung	Cronbach α gut; befriedigende Validität	17

6 Fremdbeurteilungsverfahren

Fremdbeurteilungsverfahren beruhen in der Regel ebenfalls auf Auskünften des Patienten, die mehr oder weniger strukturiert erhoben werden. Ein Vorteil dieser Verfahren besteht jedoch darin, dass der Kliniker neben den berichteten Symptomen Verhaltensbeobachtungen in der Beurteilung berücksichtigen kann. Dabei ist jedoch auf Urteilstendenzen und systematische Beobachtungsverzerrungen zu achten, die die Reliabilität und Objektivität der erhobenen Daten stark beeinträchtigen können. In der Regel ist daher ein Training des durchführenden Klinikers Voraussetzung für die Anwendung solcher Verfahren.

Fremdbeurteilungsverfahren sollten nur nach einem jeweiligen Training eingesetzt werden

Als Beispiele für Fremdbeurteilungsverfahren werden vorgestellt
- Hamilton Angstskala (HAM-A) und
- Liebowitz Social Anxiety Scale (LSAS).

6.1 Hamilton Angstskala (HAM-A)

Die Hamilton Angstskala (HAM-A; Hamilton, 1959) kann zur Beurteilung des Therapieverlaufs insbesondere in der medikamentösen Therapie eingesetzt werden. Dabei wird der Schweregrad der Angststörung bestimmt; zu diagnostischen Zwecken kann die HAM-A nicht eingesetzt werden. Es werden 14 Symptomgruppen auf einer fünfstufigen Skala bewertet. Psychische und somatische Angstsymptome werden getrennt erfasst.

Beurteilung der Schwere einer Angststörung

Obwohl die HAM-A häufig eingesetzt wird, muss ihre Eignung zur Angstbeurteilung als eingeschränkt beurteilt werden. Durch die Auswahl der Items ist sie für Patienten mit Panikstörung oder Sozialer Phobie wenig sensitiv. Validitätsuntersuchungen ergaben darüber hinaus eine mangelhafte Abgrenzung gegenüber depressiven Störungen. Die Interraterreliabilität liegt bei $r = .74$ und weist auf eine ungenügende Operationalisierung der Items hin.

6.2 Liebowitz Social Anxiety Scale (LSAS)

Die Liebowitz Social Anxiety Scale (LSAS; Liebowitz, 1987) stellt ein Verfahren zur Beurteilung von Angst und Vermeidung in sozialen Situationen dar, das ursprünglich für den Einsatz in Pharmakotherapie-Studien zur Sozialen Phobie entwickelt wurde. Die erfassten sozialen Situationen werden in Leistungs- und Interaktionssituationen unterteilt. Dabei werden jeweils Angst und Vermeidung in den genannten 24 Situationen im Rahmen eines strukturierten Gespräches von einem klinischen Urteiler auf je einer vierstufigen Ratingskala eingeschätzt. Entsprechend dieser Erfassung kann die LSAS auf verschiedenen Ebenen ausgewertet werden. Neben einem Gesamtsummenscore können Werte für Angst bzw. Vermeidung gesamt sowie für Angst in Leistungs- und Interaktionssituationen und Vermeidung in Leistungs- und Interaktionssituationen gebildet werden.

Eine Überprüfung der psychometrischen Eigenschaften der LSAS (Heimberg et al., 1999) ergab für alle möglichen Subskalen gute bis sehr gute interne Konsistenzen; der Gesamtscore wies ein Cronbach α von .96 auf. Wie zu erwarten korrelierten alle Subskalen hoch miteinander. Darüber hinaus ergaben sich signifikante Korrelationen zu anderen sozialphobiebezogenen Maßen, wie dem SIAS und dem SPS. Eine deutsche Übersetzung des Verfahrens liegt von Stangier und Heidenreich (2005) vor.

wird zunehmend zur Selbsteinschätzung eingesetzt

Obwohl die LSAS ursprünglich als Fremdrating entwickelt wurde, wird sie zunehmend auch als Selbstbeurteilungsverfahren eingesetzt, wobei sich beide Versionen als hoch konsistent erwiesen haben (Fresco et al., 2001). Ein Vorteil der Selbstbeurteilungsversion ist der geringere zeitliche Aufwand, der bei der Interviewform mit etwa 30 Minuten zu kalkulieren ist.

7 Angstdiagnostik in ausgewählten Anwendungsbereichen

Über spezifische Angststörungen hinaus können Ängste auch im Rahmen anderer Störungen oder in spezifischen Problembereichen eine Rolle spielen. Dazu zählen insbesondere auch allgemeine oder spezifische Gesundheitsängste, die sowohl bei somatoformen Syndromen als auch bei somatischen Erkrankungen auftreten können. Ein zweiter großer Bereich, der teilweise mit sozialen Ängsten assoziiert wird, sind Ängste in Leistungssituationen. Da diese häufig auf konkrete Situationen beschränkt bzw. die Befürchtungen nicht gänzlich unangemessen sind, werden sie hier getrennt von Verfahren zur Diagnostik Sozialer Phobien dargestellt. Als Beispiele wurden Bühnenangst und Redeängstlichkeit ausgewählt, da diese im Einzelfall erhebliche Belastungen und Einschränkungen, insbesondere im beruflichen Bereich darstellen können. Ein letzter Bereich, der insbesondere für ältere Personen eine Rolle spielt, ist die Kriminalitätsfurcht, zu deren Erfassung in Abschnitt 7.3 ein Verfahren vorgestellt wird.

7.1 Gesundheitsängste

7.1.1 Herzangstfragebogen (HAF)

Identifikation von Personen mit dysfunktionalen Überzeugungen bezüglich kardiologischer Sensationen

Herzangst wird von den Autoren als Angst vor möglichen negativen Konsequenzen bei der Wahrnehmung von herzbezogenen Reizen und Ereignissen definiert. Herzangst entspricht damit weitgehend der Konzeption von Angstsensitivität (siehe ASI, Kapitel 5.2.3), ist jedoch spezifisch auf kardiologische Ereignisse bezogen und tritt sowohl im Rahmen körperlicher Erkrankungen als auch bei Panikstörungen auf. Der Herzangstfragebogen (Hoyer & Eifert, 2001) ist die deutsche Übersetzung des Cardiac Anxiety Questionnaire (CAQ, Eifert et al., 2000). Er enthält 17 Items, wobei die Häufigkeit des Auftretens der genannten Symptome auf einer fünfstufigen Skala (0 = „nie" bis 4 = „immer") beurteilt wird.

Faktorenanalysen legten drei Skalen zur Beschreibung des Konstrukts nahe: „Furcht", „Vermeidung" und „Aufmerksamkeit". Die Skalen korrelierten mäßig miteinander; die interne Konsistenz der Skalen lag zwischen $\alpha = .69$

Kasten 11:
Der Herzangstfragebogen

Bitte bearbeiten Sie jede der Aussagen, indem Sie die Antwort (Zahl) ankreuzen, die für Sie zutrifft.

	nie	selten	manch-mal	oft	immer
1. Ich beachte aufmerksam meinen Herzschlag.	0	1	2	3	4
2. Ich vermeide körperliche Anstrengung.	0	1	2	3	4
3. Ich werde nachts von Herzrasen geweckt.	0	1	2	3	4
4. Brustschmerzen oder unangenehme Gefühle im Brustbereich wecken mich nachts.	0	1	2	3	4
5. Ich nehme alles so leicht wie möglich.	0	1	2	3	4
6. Ich messe meinen Puls.	0	1	2	3	4
7. Ich vermeide Sport oder körperliche Arbeit.	0	1	2	3	4
8. Ich kann mein Herz in meiner Brust spüren.	0	1	2	3	4
9. Ich vermeide Aktivitäten, die meinen Herzschlag beschleunigen.	0	1	2	3	4
10. Wenn Untersuchungen normale Ergebnisse erbringen, mache ich mir trotzdem Sorgen wegen meines Herzens.	0	1	2	3	4
11. Ich fühle mich sicher, wenn ich in der Klinik, beim Arzt oder in einer anderen medizinischen Einrichtung bin.	0	1	2	3	4
12. Ich vermeide Aktivitäten, die mich zum Schwitzen bringen.	0	1	2	3	4
13. Ich befürchte, die Ärzte glauben, meine Symptome seien nicht wirklich vorhanden.	0	1	2	3	4

Wenn ich unangenehme Gefühle in der Brust habe oder mein Herz schneller schlägt, dann:

	nie	selten	manch-mal	oft	immer
14. Mache ich mir Sorgen, ich könnte eine Herzattacke haben.	0	1	2	3	4
15. Habe ich Schwierigkeiten, mich auf irgendetwas anderes zu konzentrieren.	0	1	2	3	4
16. Bekomme ich Angst.	0	1	2	3	4
17. Möchte ich von einem Arzt untersucht werden.	0	1	2	3	4
18. Spreche ich mit meiner Familie oder Freunden darüber.	0	1	2	3	4

(Skala „Aufmerksamkeit") und $\alpha = .83$ (Skala „Furcht"). Die Auswertung erfolgt skalenweise, wobei höhere Werte die Tendenz kennzeichnen, auf Brustschmerzen oder herzbezogene Sensationen mit Befürchtungen und Todesangst zu reagieren. Zur Retest-Reliabilität liegen bislang keine Informationen vor. Validitätsstudien an der Originalfassung erbrachten unter anderem hohe Korrelationen zur Illness Attitude Scales und zum Angstsensitivitäts-Index (Fehm, 2003).

Derzeit wird untersucht, inwieweit der Herzangstfragebogen für Veränderungsmessungen geeignet ist. Normen sind bislang noch nicht veröffentlicht. Der HAF ist im Kasten 11 abgedruckt.

Die Auswertung erfolgt durch skalenweise Summenwertbildung:
- Furcht (Items 9, 10, 12–17)
- Vermeidung (Items 2, 6, 8, 11)
- Aufmerksamkeit (Items 1, 3, 4, 5, 7)

Hinweise zur Auswertung und aktuelle Vergleichswerte/Normen auch unter: http://www.psychologie.tu-dresden.de/angstfragebogen.

7.1.2 Illness Attitude Scales (IAS)

Die Illness Attitude Scales (IAS, Kellner, 1986; deutsche Übersetzung von Hiller & Rief, 2004) wurden als Selbstbeurteilungsinstrument zur Einschätzung von Krankheitsängsten und -überzeugungen entwickelt. Ziel des Fragebogens ist es, zwischen verschiedenen, mit abnormalen Krankheitsverhalten in Verbindung stehenden Einstellungen und Befürchtungen zu differenzieren. Dafür wurden neun Skalen gebildet, die aus jeweils drei Fragen bestehen: Krankheitssorgen, Beschäftigung mit Schmerzen, Gesundheitsgewohnheiten, hypochondrische Annahmen, Todesangst, Krankheitsangst, körperliche Aufmerksamkeit, Behandlungserfahrung sowie Folgen der Beschwerden. Es existieren zusätzlich zwei offene Fragen zur Spezifizierung angegebener Krankheiten bzw. Behandlungen, so dass der Fragebogen insgesamt aus 29 Items besteht.

Erfassung von Aspekten hypochondrischer Symptomatik

Faktorenanalytisch konnten die vorgeschlagenen neun Faktoren nicht bestätigt werden. Statt dessen weisen empirische Studien auf eine Zwei-Faktoren-Lösung mit den Skalen „Krankheitsängste" und „Krankheitsverhalten" hin. Die Retest-Reliabilität dieser beiden Faktoren ist jedoch gut bis sehr gut ($r_{tt} = .93$ bzw. .84) und auch die Validität kann als gegeben gelten. Die IAS gilt als änderungssensitiv und daher auch für die Diagnostik im Therapieverlauf geeignet (Hiller, 2003). Für die deutsche Version stehen Normwerte für klinische und nichtklinische Stichproben zur Verfügung.

7.1.3 *Whiteley-Index (WI)*

ökonomisches Standardverfahren zur Hypochondriediagnostik

Der Whiteley-Index (Pilowsky, 1967) wurde bereits in den 60er Jahren aus Befragungen unter Krankenhauspersonal entwickelt und gilt heute als Standardverfahren zur Messung von Gesundheitsängsten und Hypochondrie. Er besteht aus 14 dichotom formulierten Items, die drei Skalen zugeordnet sind: „Krankheitsüberzeugung" (z. B. „Bekommen Sie das Gefühl, dass die Leute Ihre Krankheit nicht ernst nehmen?"), „Krankheitsängste" (z. B. „Machen Sie sich oft Sorgen, möglicherweise eine ernsthafte Krankheit zu haben?") und „Somatische Beschwerden" (z. B. „Werden Sie durch eine Vielzahl von Schmerzen geplagt?").

Die Auswertung erfolgt durch Bildung eines Summenwerts, wobei mit „ja" beantwortete Fragen als „1" kodiert werden. Als Cut-off-Wert für das Vorliegen klinisch relevanter Gesundheitsängste wird der Summenwert von acht angegeben. Studien weisen auf eine gute diagnostische Trennschärfe des WI für das Erkennen von Hypochondrie hin. Die Skalen verfügen darüber hinaus über eine hohe Retest-Reliabilität.

Der Whiteley-Index stellt damit ein ausgesprochen ökonomisches und gut validiertes Screening zur Erfassung von Gesundheitsängsten dar. Für die deutsche Übersetzung sind seit neuestem Normwerte verfügbar (Hiller & Rief, 2004).

7.2 Angst in spezifischen Leistungssituationen

7.2.1 *Bühnenangstfragebogen (BAF)*

Das Konzept der Bühnen- oder Auftrittsangst bezieht sich auf Befürchtungen, die im Zusammenhang mit öffentlichen Auftritten erscheinen. Obwohl solche Ängste nur bei ausgewählten Personengruppen (z. B. Musikern) relevant werden, können sie zu massiven Leistungsbeeinträchtigungen bis hin zur Berufsunfähigkeit führen. In den letzten Jahren konnte in der Literatur eine verstärkte Auseinandersetzung mit dem Thema verfolgt werden, wobei jedoch noch keine stimmige Operationalisierung des Konzepts vorliegt.

Bühnenangst kann nicht der Sozialen Phobie gleich gesetzt werden

Klassifikatorisch wird die Bühnenangst als Soziale Phobie vom isolierten Typus eingeordnet, wobei einzelne Studien zeigen konnten, dass Bühnenangst zwar mit allgemeiner Ängstlichkeit korreliert, jedoch in weit geringerem Ausmaß mit sozialphobischen Symptommaßen. Vor diesem Hintergrund gibt es zunehmend Bemühungen, Verfahren zur standardisierten Diagnostik der Bühnenangst zu entwickeln und zu validieren.

Ein solches Verfahren stellt der Performance Anxiety Questionnaire (PAQ; Cox & Kenardy, 1993) dar, der von Fehm, Hille und Becker (2002) ins Deut-

Kasten 12:
Der Bühnenangstfragebogen

Im Folgenden finden Sie eine Reihe von Aussagen, die oft mit Angst einhergehen. Bitte geben Sie auf der Grundlage Ihrer persönlichen Erfahrungen an, wie häufig Sie diese Gedanken und Gefühle während eines musikalischen Vortrags erleben.

Bitte nutzen Sie die angegebene Skala und umkreisen Sie diejenige Zahl, die am besten beschreibt, wie häufig Sie diese Reaktionen 1) bei Soloauftritten/Vorspielen und 2) bei Auftritten in der Gruppe erleben.

	Solistischer Auftritt					**Ensemble/ Orchesterauftritt**				
	nie	selten	manchmal	häufig	immer	nie	selten	manchmal	häufig	immer
1. Ich mache mir Sorgen über meinen Auftritt.	0	1	2	3	4	0	1	2	3	4
2. Ich glaube, dass es mir an Selbstvertrauen mangelt.	0	1	2	3	4	0	1	2	3	4
3. Ich fühle Anspannung in der Magengegend.	0	1	2	3	4	0	1	2	3	4
4. Ich fühle mich gut vorbereitet auf meinen Auftritt.	0	1	2	3	4	0	1	2	3	4
5. Ich bin nervös.	0	1	2	3	4	0	1	2	3	4
6. Ich habe schwitzige Hände.	0	1	2	3	4	0	1	2	3	4
7. Ich mache mir Sorgen, ob ich in der Lage bin, aufzutreten.	0	1	2	3	4	0	1	2	3	4
8. Ich habe das Gefühl, die Situation unter Kontrolle zu haben.	0	1	2	3	4	0	1	2	3	4
9. Ich habe Herzklopfen.	0	1	2	3	4	0	1	2	3	4
10. Meine Muskeln fühlen sich angespannt an.	0	1	2	3	4	0	1	2	3	4
11. Ich habe Schwierigkeiten, mich zu konzentrieren.	0	1	2	3	4	0	1	2	3	4
12. Ich werde von anderen Dingen abgelenkt.	0	1	2	3	4	0	1	2	3	4
13. Mir könnte übel werden.	0	1	2	3	4	0	1	2	3	4
14. Ich könnte ohnmächtig werden.	0	1	2	3	4	0	1	2	3	4
15. Ich glaube, dass ich einen Fehler machen und den Auftritt verderben könnte.	0	1	2	3	4	0	1	2	3	4
16. Ich habe das Gefühl, mein Mund ist trocken.	0	1	2	3	4	0	1	2	3	4
17. Ich bemerke, dass ich zittere.	0	1	2	3	4	0	1	2	3	4
18. Ich bin besorgt über mögliche Fehler während meines Auftritts.	0	1	2	3	4	0	1	2	3	4
19. Ich muss öfter als sonst auf die Toilette.	0	1	2	3	4	0	1	2	3	4
20. Ich bin überkritisch bezüglich meiner Darbietung.	0	1	2	3	4	0	1	2	3	4

sche übersetzt wurde (Bühnenangstfragebogen, BAF, siehe Kasten 12). Der Fragebogen umfasst je zehn Items zu Gedanken bzw. Gefühlen und körperlichen Symptomen, die in Performanzsituationen auftreten können. Dabei können diese Symptome differenziert nach solistischem Auftritt und Gruppenauftritt auf einer fünfstufigen Skala erfasst werden. Der zu bildende Summenwert gibt das Ausmaß der Bühnenangst für die jeweilige Situation an.

Erste Studien zur Validität des BAF zeigten mittlere Korrelationen zur Angstskala der HADS, jedoch unter Konstanthaltung des Angstscores geringe Zusammenhänge mit der Depressionsskala, was für die diskriminante Validität des Verfahrens spricht. Die Reliabilität ist als gut einzuschätzen (Fehm & Hille, 2005). Der praktische Einsatz des Verfahrens wird bislang jedoch durch fehlende Normen erschwert, so dass die Einschätzung der tatsächlichen Ausprägung der Angst schwierig ist.

Die Auswertung erfolgt durch skalenweise Summenwertbildung:
- Kognitive und emotionale Reaktionen (Items 1, 2, 4, 7, 8, 11, 12, 15)
- Körperliche Symptome (Items 3, 5, 6, 9, 10, 13, 14, 16, 17, 19)

Hinweise zur Auswertung und aktuelle Vergleichswerte/Normen auch unter: http://www.psychologie.tu-dresden.de/angstfragebogen.

7.2.2 Redeängstlichkeitsfragebogen (RÄF)

Redeangst tritt in der Bevölkerung normalverteilt auf

Redeängstlichkeit als dispositioneller Trait tritt nicht nur im Rahmen von Sozialen Phobien oder Kompetenzdefiziten auf, sondern muss als in der Bevölkerung normalverteilt angesehen werden. Damit ist es weniger ein psychopathologisches Symptom als vielmehr eine Persönlichkeitseigenschaft, die von anderen Konstrukten, wie Schüchternheit oder Prüfungsängstlichkeit abzugrenzen ist. Spitznagel, Schlutt und Schmidt-Atzert (2000) haben zur Messung des Konstrukts einen mehrdimensionalen hierarchischen Fragebogen entwickelt. Die beiden Oberskalen „Emotionalität“ und „Besorgtheit“ werden dabei durch je vier Unterskalen weiter differenziert, die verschiedene Zeitpunkte repräsentieren. Dabei werden Angst und Reaktionen einige Tage vor einer Rede, unmittelbar vor einer Rede, während und nach einer Rede durch jeweils acht Items erfasst. Erste psychometrische Studien zeigten jedoch, dass eine zeitliche Differenzierung des Aspekts „Besorgtheit“ nicht sinnvoll erscheint, wohingegen die Skala für „Emotionalität“ einen Verlauf der emotionalen Erregtheit abzubilden vermag. Die postulierte Spezifität des Verfahrens konnte zunächst teilweise bestätigt werden.

Der RÄF kann für die Diagnostik von Personen mit sprachlichen Auffälligkeiten, wie Stottern oder zur Differenzialdiagnostik bei Verdacht auf soziale Ängste eingesetzt werden. Es liegt neben der Originalversion des Fragebogens eine Kurzform (RÄF-5) vor, die gemäß der vorliegenden Untersuchungen die vier Skalen zur Besorgtheit zusammenfasst und somit nur noch 40 Items enthält. Die Einschätzung der Items erfolgt auf einer vierfach gestuften Likertskala (1 = „stimme absolut nicht zu" bis 4 = „stimme vollkommen zu").

7.3 Fragebogen zur Kriminalitätsfurcht (FKF)

nicht zur Erfassung pathologischer Ängste geeignet

Der Fragebogen zur Kriminalitätsfurcht (Bilsky, Pfeiffer & Wetzels, 1992) wurde im Rahmen von Studien zum Sicherheitsgefühl in der Bevölkerung entwickelt und dient der Erfassung dispositioneller Kriminalitätsfurcht. Damit ist eine, sich über verschiedene Situationen schneller oder leichter einstellende Zustandsfurcht gemeint, die mit Beeinträchtigungen des Befindens sowie erlebten Einschränkungen der Handlungsfähigkeit einher geht (siehe Hosser, 2003). Der Fragebogen umfasst 16 Items, die den Skalen „Furchthäufigkeit", „Viktimisierungswahrscheinlichkeit" (Wahrscheinlichkeit, in den nächsten 12 Monaten Opfer einer Straftat zu werden) sowie „Sicherheits- und Vermeidungsverhalten" zugeordnet sind. Furchthäufigkeit und Viktimisierungswahrscheinlichkeit werden dabei je anhand der vier Delikte Diebstahl, Körperverletzung, Raub und sexueller Missbrauch/Vergewaltigung erfasst, wobei weitere Delikte ergänzt werden können (siehe Greve, 2000). Das Vermeidungsverhalten auf Grund der Kriminalitätsfurcht (z. B. „Ich meide bestimmte Straßen, Plätze und Parks.") wird mit acht weiteren Items erhoben, die auf einer fünfstufigen Skala (1 = „nie" bis 5 = „immer") beantwortet werden sollen. Die Auswertung erfolgt skalenweise durch Bildung von Summenwerten. Alterspezifische Normen im Bereich von 16 bis über 80 Jahre liegen vor.

8 Physiologische und Verhaltensparameter bei Angststörungen

8.1 Psychophysiologische Korrelate bei Angststörungen

Angst geht mit typischen psychophysiologischen Veränderungen einher

Da pathologische Angst im Grunde einer übersteigerten Stressreaktion gleichzusetzen ist, können eine Reihe psychophysiologischer Veränderungen beobachtet werden. Durch die Messung dieser psychophysiologischen Phänomene besteht die Möglichkeit, objektive Daten zu Angstprozessen und Angstausprägung zu sammeln. Die Auswahl geeigneter Parameter setzt die Kenntnis grundlegender biologischer Angstmechanismen voraus.

erhöhte Aktivierung und abnormale Atmung

Psychophysiologisch lassen sich zwei wesentliche Auffälligkeiten bei Angstprozessen identifizieren: eine erhöhte sympathische Aktivierung und eine anormale Atmungsaktivität. Ausdruck des allgemeinen Hyperarousals sind typischerweise Tachykardie, Hypertonie, Übelkeit, Atemnot und Schlafstörungen. Bei Personen mit Angststörungen finden sich darüber hinaus bereits in Ruhe Unterschiede zu gesunden Kontrollpersonen in Herzrate, Blutzirkulation im Unterarm und im EMG (Barlow, 2002). Im EEG zeigt sich eine erhöhte Beta-Aktivität, die darauf hinweist, dass ängstliche Personen allgemein eher angespannt sind. Neben dem Hyperarousal lässt sich bei Angstpatienten eine schlechtere Anpassungsleistung bzw. Habituation an Reize erkennen. Sie zeichnet sich durch eine geringere Variabilität in Hautleitfähigkeit, Herzrate und Muskelspannung bei Anforderung aus, sowie durch eine langsamere Rückkehr zur Ausgangslage dieser Parameter. Allgemein kann von einer beeinträchtigten autonomen kardiovaskulären Regulation bei Angstpatienten gesprochen werden (Mussgay & Rüddel, 2004).

Mit emotionalen Reaktionen allgemein sind auch Veränderungen in der Atmung verbunden. Eine Erhöhung der Atemfrequenz und damit die erhöhte Sauerstoffzufuhr zu den Muskeln wird so beispielsweise als Reaktion auf Bedrohungen („fight or flight") angesehen (Wilhelm & Roth, 1996). Hyperventilation, die auch in der Ätiologie der Panikstörung diskutiert wird, ist demnach eine Coping-Methode des Körpers, um Energie für den Notfall bereitzustellen. Angst ist zudem verbunden mit Atemauffälligkeiten, wie häufigem Seufzen und einer hohen Variabilität in der Atemfrequenz und Atemtiefe.

Befunde aus pharmakologischen Studien lassen darauf schließen, dass ein Mangel an GABAerger und serotonerger Übertragung bei Angststörungen von Bedeutung sein könnte. Damit ist auch die Wirksamkeit selektiver Antidepressiva bei der Angsthemmung zu erklären. Auch das adrenerge System wird im Zusammenhang mit der Angstaktivierung diskutiert.

Neurologisch nimmt die Amygdala eine Schlüsselstelle in der Vermittlung von Angstprozessen ein. Sie ist verantwortlich für die Entdeckung potenzieller Gefahren in der natürlichen Umgebung und organisiert die Abwehrantworten darauf (LeDoux, 1998). Die Amygdala scheint wesentlich an der Konditionierung von Angstprozessen beteiligt zu sein.

Ausgehend von den biologischen Mechanismen bei Angst und Stress lassen sich verschiedene psychophysiologische Parameter zur Diagnostik von Angststörungen bestimmen. Dabei lassen sich bei allen Angststörungen Veränderungen der Herzratenreaktion beobachten. Ein weiterer wichtiger Parameter ist die elektrodermale Reaktion. Darüber hinaus gibt es weitere psychophysiologische Besonderheiten, die bei einzelnen Angststörungen beobachtet werden können. Die wichtigsten Befunde zur Psychophysiologie von Angststörungen sind im Folgenden kurz dargestellt.

alle Angststörungen gehen mit Veränderungen der Herzratenreaktion einher

Herzrate. Veränderungen der Herzrate bilden den wohl aussagekräftigsten psychophysiologischen Indikator bei Angststörungen, da sie sowohl von sympathischer als auch von parasympathischer Aktivierung betroffen sind. Typisch für Angststörungen ist ein biphasischer Verlauf mit einem hohen Anstieg der Herzrate, auf den eine Abflachung bzw. ein Rückgang zur Ausgangslage folgt. Dabei wird diese Reaktion nicht nur durch die Konfrontation mit dem phobischen Reiz ausgelöst, sondern bereits durch die Vorstellung des Reizes. Bei neutralen Reizen wird diese Reaktion nicht ausgelöst. Eine Sonderstellung hinsichtlich der Herzratenreaktion nehmen Blut-, Spritzen- und Verletzungsphobien ein. Zwar zeigt sich auch hier zunächst ein Anstieg der Herzrate; diesem folgt jedoch eine ausgeprägte Verlangsamung, die mit absinkenden Blutdruck bis hin zu Ohnmachtsanfällen verbunden ist.

biphasischer Verlauf

Auf Grund der unterschiedlich stark ausgeprägten Reaktion auf die Konfrontation mit einem gefürchteten Stimulus kann die Herzrate auch differenzialdiagnostisch eingesetzt werden. Untersuchungen mit imaginativen Verfahren zeigten bei Spezifischen Phobien den höchsten Anstieg der Herzrate; Patienten mit Sozialer Phobie oder Panikstörung wiesen einen geringeren initialen Anstieg bei einer Konfrontation mit dem Furchtobjekt auf (Cook, Melamed, Cuthbert, McNeil & Lang, 1988).

Für den diagnostischen Einsatz der Herzrate sollte auf Grund individueller und geschlechtsspezifischer Unterschiede im Ruhepuls immer die Differenz der Herzrate zum Ruhepuls bestimmt werden. Pulsmessungen gelten dabei als eher unreliabel und unvalide; es empfiehlt sich daher der Einsatz des EKG. Auf Grund der ständig auftretenden Schwankungen der Herzrate, die an die Atmung gekoppelt sind, sollte darüber hinaus die Messung über längere Zeitperioden erfolgen und eine mittlere Herzrate gebildet werden.

Kasten 13:
Besonderheiten der Herzrate bei der Generalisierten Angststörung

Als spezifischen Indikator für Generalisierte Ängste schlagen Thayer und Lane (2000) die eingeschränkte Herzratenvariabilität vor. Das zu Grunde gelegte Modell der Autoren geht von einer zentralen Instanz, dem so genannten zentralen autonomen Netzwerk aus, das eingehende viszerale, hormonelle und Umgebungsinformationen integriert und die darauf erfolgenden autonomen, endokrinen und verhaltensbezogenen Reaktionen koordiniert. Dieses System wird normalerweise über GABA-Interneuronen gehemmt, wobei Störungen dieser Hemmung mit Symptomen wie Bluthochdruck und Tachykardie einher gehen.

Bei Patienten mit Generalisierter Angststörung scheint diese hemmende Kontrolle zu fehlen oder nur eingeschränkt zu wirken, so dass eine ständige Daueraufmerksamkeit auf potenziell gefährliche Reize aufrecht erhalten wird und das Anspannungsniveau (und damit auch die Herzrate) dauerhaft hoch bleibt (Friedman & Thayer, 1998). Dass die für GAS typischen Sorgenprozesse für die Einschränkungen der Herzratenvariabilität mit verantwortlich sind, zeigen Studien an gesunden Probanden. Wenn man bei diesen Sorgen induziert, führt dies zu einer geringeren Herzratenvariabilität.

Sympathische Aktivierung geht mit erhöhter Hautleitfähigkeit einher

Hautleitfähigkeit. Allgemein geht mit einer sympathischen Erregung durch die Aktivierung der Schweißdrüsen ein Anstieg der Hautleitfähigkeit einher. Hautleitfähigkeit und Hautwiderstand können daher als Indikatoren für Angst eingesetzt werden. Als Maß für die Habituation an neue Reize zeigte sich bei Angstpatienten eine langsamere Anpassung der Hautleitfähigkeit sowie häufigere spontane Fluktuationen in der Hautleitfähigkeit als bei Gesunden (Barlow, 2002).

Startle-Response. Unter Startle-Response ist eine reflexartige Lidschlagreaktion zu verstehen, die auf Schreckreize erfolgt. Bei der Darbietung angstrelevanter Reize ist diese Lidschlagreaktion insbesondere bei Patienten mit einer Posttraumatischen Belastungsstörung deutlich stärker ausgeprägt als bei Kontrollpersonen (Cuthbert, Lang, Strauss, Drobes, Patrick & Bradley, 2003), was als Anzeichen der Hypervigilanz bei PTB gedeutet werden kann. Aber auch bei anderen Angststörungen zeigen sich Auffälligkeiten bei der Ausprägung der Startle-Reaktion. Bei Spezifischen Phobien lässt sich beispielsweise eine potenzierte Schreckreaktion beobachten, wenn die Schreckreize während der Darbietung phobischen Materials erfolgen (siehe Sartory, 2003, S. 63).

Potenzierung der Schreckreaktion bei Darbietung angstrelevanten Materials

Kortikale Maße. Insbesondere bei Zwangsstörungen werden Schwankungen in der kortikalen Aktivierung angenommen. Diese zeigen sich beispielsweise bei der Ableitung ereigniskorrelierter Potenziale im EEG: Bei Darbietung einer Reihenfolge von einem Standardton und davon abweichenden Reizen lassen sich bei Zwangspatienten verminderte Latenzen der N200- und der P300-Komponente beobachten, die als vertiefte Verarbeitung des Lautstärkeunterschieds interpretiert werden (Sartory, 2003). Darüber hinaus konnte im Schlaf-EEG bei Zwangsstörungen Veränderungen der Schlafarchitektur festgestellt werden. Neben kürzeren Tiefschlafzeiten tritt die erste REM-Schlafphase rascher auf (Gaillard, Iorio, Campajola & Kemali, 1984).

Experimentelle Provokation von Panikanfällen. Bereits in den 60er Jahren konnte nachgewiesen werden, dass die Infusion einer Natrium-Laktat-Lösung bei Panikpatienten zur Provokation von Panikattacken führte, nicht jedoch bei gesunden Kontrollprobanden (Ströhle, 2002). Seitdem wird dieser Test in experimentellen Studien als Diagnoseverfahren für die Panikvulnerabilität benutzt.

Provokation von Panikattacken durch Natrium-Laktat, CO_2 oder Hyperventilation

Ebenfalls panikauslösend ist die Inhalation von CO_2, die durch eine Aktivierung bestimmter Hirnregionen zur Erhöhung des Atemvolumens und zur Senkung des CO_2-Partialdrucks führt, was schließlich die Paniksymptome auslöst.

Mit Hyperventilation über drei Minuten kann bei einem Großteil der Panikpatienten ebenfalls ein Panikanfall ausgelöst werden; allerdings reagieren auch viele Patienten mit anderen Störungen sowie gesunde Probanden mit panikartigen Symptomen.

Infusionen von Adrenalin oder Noradrenalin lösen bei Panikpatienten ebenfalls mit höherer Wahrscheinlichkeit Panikanfälle aus als bei Gesunden.

Dexamethason-Supressionstest. Bei Zwangsstörungen wird eine Kortisol-Dysregulation angenommen. Die Verabreichung von Dexamethason, einem Glukokortikoid, führt bei Gesunden zu einer direkten Hemmung der ACTH-Freisetzung – und damit indirekt der Kortisolproduktion. Ähnlich wie bei Patienten mit depressiven Störungen bleibt bei einem Teil der Zwangspatienten diese Hemmung aus.

Es hat sich gezeigt, dass die objektiven psychophysiologischen Parameter von Stress und Angst häufig nicht mit Selbstauskunftsmaßen korrelieren psycho-physiologische Parameter korrelieren nicht mit der Selbstauskunft über Angst

(Schwerdtfeger, 2004), in der Regel jedoch mit Verhaltensmaßen der Angst. Fragebogeninformationen über das Ausmaß der Erregung sind daher als rein subjektive Empfindungen zu werten, während die physiologischen Daten einen Hinweis auf tatsächliche Aktivierungszustände geben.

Obwohl physiologische Maße als objektiv gelten, ist es häufig schwierig, sie gezielt zu interpretieren, da eine Vielzahl potenzieller Einflussquellen berücksichtigt werden muss. Zur Veränderungsmessung sind sie daher wenig geeignet. Nachteilig wirkt sich ebenfalls aus, dass viele psychophysiologische Erhebungsmethoden an eine Laborumgebung gebunden sind, so dass eine Reihe angstauslösender Reize (z. B. Höhe oder freie Plätze) nicht simuliert werden können. In der therapeutischen Praxis besteht in der Regel nicht die Möglichkeit physiologischer Messungen. Eigene Beobachtungen bzw. Berichte des Patienten können dem Therapeuten jedoch Hinweise auf physiologische Parameter geben (z. B. Patient beginnt zu schwitzen, Patient berichtet über Herzklopfen).

8.2 Behaviorale Maße und Verhaltenstests bei Angststörungen

Verhaltensbeobachtungen können Aufschluss über typische Reaktionen in einer möglichst natürlichen Umgebung geben. Zur systematischen Verhaltensbeobachtung bieten sich zwei Zugänge an: Bei Ereignisstichproben wird die Häufigkeit des Auftretens eines bestimmten Ereignisses oder einer bestimmten Reaktion in einem definierten Zeitintervall erhoben. Im Gegensatz dazu können mithilfe von Kategoriensystemen auch alle auftretenden Ereignisse oder Reaktionen in einem bestimmten Zeitintervall erfasst werden (Zeitstichprobe).

sehr valide Verfahren, aber aufwändig

Verhaltensbeobachtungen sind höchst extern valide, können aber mit einer Reihe von Urteils- und Beobachtungsfehlern behaftet sein. Es empfiehlt sich daher der Einsatz mehrerer Beobachter, was die Verfahren sehr aufwändig macht.

experimentelle Verhaltensbeobachtung

Eine Sonderform der Verhaltensbeobachtung bilden die so genannten behavioral avoidance tests (BAT). Bei diesen Verhaltenstests werden die Testpersonen mit dem gefürchteten Stimulus konfrontiert, wobei Annäherungsverhalten und Vermeidungsverhalten beobachtet wird. Verhaltenstests lassen sich grob einteilen in die „single-task/multiple step“-Methode, bei der sich die Person einem gefürchteten Stimulus schrittweise nähern muss und die „multiple task/single step“-Methode, bei der verschiedene Situationen in einem Schritt bewältigt werden müssen (Hofmann & Heinrichs, 2003). Als Maße der Angst und Vermeidung werden unter anderem die Anzahl der durchgeführten Schritte, die Latenzzeit der Annäherung oder Distanz, die zum Angstreiz eingehalten wird, und die subjektiv empfundene Angst protokolliert. Die Erfassung der subjektiven Angst erfolgt meist auf einer Ratingskala von 0 („keine Angst“) bis 100 („sehr große Angst“), die häufig als SUDS („subjective unit of discomfort scale“) bezeichnet wird.

Ursprünglich wurden BATs für die Diagnostik von Spezifischen Phobien entwickelt, haben sich mittlerweile aber auch in der Diagnostik der Sozialen Phobie und bei Zwangsstörungen bewährt.

Kasten 14:
Beispiel eines single task/multiple step – Verhaltenstests zur Erfassung von Angst beim Autofahren (Sartory, Roth & Kopell, 1992)

Ein Beispiel für einen In-vivo-Verhaltenstest mit 10 Schritten liefern Sartory et al. (1992) in einer Untersuchung an Patienten mit Angst vorm Autofahren. Neben der subjektiven Angst wurden während aller 10 Schritte physiologische Maße, wie die Herzrate und das Atemvolumen, bestimmt. Die Schritte sahen wie folgt aus:

1. Für drei Minuten in einem parkenden Auto auf dem Fahrersitz sitzen.
2. Allein auf dem Parkplatz fahren.
3. Auf ruhigen Straßen in Begleitung um einen Block fahren.
4. Um den gleichen Block allein fahren.
5. Allein auf einer ruhigen Durchgangstraße fahren.
6. Allein über eine Hochstraße fahren.
7. Allein auf einer belebten Durchgangsstraße fahren.
8. Auf einer Schnellstraße in Richtung Autobahn fahren.
9. Auf der rechten Spur für 3.5 km auf der Autobahn fahren.
10. Auf der Autobahn von der rechten auf die linke Spur und zurück wechseln.

Identifikation von Sicherheitsverhaltensweisen

Verhaltenstests sind mit einer Reihe von Vorteilen verbunden. Durch die direkte Beobachtung des Verhaltens und der Angstreaktion des Patienten ist eine hohe externe Validität gegeben. Außerdem erlauben Verhaltenstests die Identifikation von idiosynkratischen Reaktionen und von Sicherheitsverhaltensweisen, wodurch wichtige Informationen für eine spätere Therapieplanung gesammelt werden können. Verhaltenstests sind außerordentlich hilfreich, wenn kritische Reaktionen nur schlecht verbalisiert werden können. Dies hat insbesondere bei der Angstdiagnostik bei kleineren Kindern Relevanz, wobei hier die von Kagan (Kagan, Reznick, Clarke, Snidman & Garcia-Coll, 1984) vorgeschlagenen Verhaltenstests zur Messung frühkindlicher Verhaltenshemmung („Behavioral Inhibition“) hervorzuheben sind, auf die in Kapitel 11 noch eingegangen wird.

Besonders günstig ist die Anpassung des Verhaltenstests an für den Patienten besonders problematische Situationen, zum Beispiel in Anlehnung an eine mit dem Patienten erstellte Angsthierarchie. Werden Verhaltenstests im Labor durchgeführt, büßen sie zwar an externer Validität ein, erlauben jedoch die Erfassung weiterer relevanter Maße, wie psychophysiologischer Parameter.

Probleme beim Einsatz von Behavioral Avoidance Tests

Trotz dieser Vorteile ist die Interpretation von Verhaltenstests in ihrer Gültigkeit eingeschränkt. Viele BATs wurden nicht in ihrer Reliabilität und Validität geprüft. Darüber hinaus unterscheiden sich viele Verhaltenstests in ihren Instruktionen, den geforderten Schritten sowie der Beschreibung von Aufgabe und Stimulus (z. B. Instruktionen: „Machen Sie so viele Schritte wie Sie können.“, „Machen Sie so viele Schritte wie Sie ohne Angst machen können.“, „Versuchen Sie, so viele Schritte wie möglich zu machen.“). Solche Variationen der Instruktion beeinflussen nachgewiesenermaßen auch die Performanz (Barrios & Hartmann, 1988), was wiederum die Reliabilität des Verfahrens in Frage stellt. Ebenfalls noch offen ist die Frage, ob mit Verhaltenstests ängstliche und nicht-ängstliche Personen unterschieden werden können.

8.3 Weitere angstrelevante Verfahren

Über die bereits vorgestellten Maße zur Angstdiagnostik hinaus, gibt es einzelne objektive Verfahren, die nicht spezifisch zur Angstdiagnostik entwickelt wurden, jedoch in Bezug zum Vorliegen von Angststörungen gesetzt werden können. Ausgewählte Verfahren werden im Folgenden kurz vorgestellt.

8.3.1 Impliziter Assoziationstest (IAT)

Messung impliziter Einstellungen und Dispositionen

Der implizite Assoziationstest nach Greenwald, McGhee und Schwartz (1998) stellt ein reaktionszeitbasiertes Verfahren zur Erfassung impliziter Einstellungen und Persönlichkeitseigenschaften dar. Er besteht aus einer computergestützten doppelten Kategorisierungsaufgabe, bei der die Personen so schnell wie möglich Wörter je einer Target- (interessierende Einstellungsdimension) und einer Attributionskategorie (Bewertung) zuordnen sollen. Die beiden Bedingungen werden zunächst getrennt dargeboten und später kombiniert. Es wird davon ausgegangen, dass bei stark miteinander assoziierten Target- und Attributionskategorien eine schnellere Reaktion erfolgt. Die Stärke der Assoziation wird aus der Differenz der Reaktionszeiten zwischen einstellungskompatiblen und inkompatiblen Verbindungen bestimmt.

Zur Verdeutlichung soll der Ängstlichkeits-IAT von Egloff und Schmukle (2002) dargestellt werden. Die Targetkategorien „ich" und „andere" werden durch Worte wie „selbst" oder „sie" repräsentiert. In einem ersten Durchgang wird zunächst jeweils einem Target eine Maustaste zugeordnet. Die dann dargebotenen Beispielitems müssen mit derselben Maustaste beantwortet werden. In einem zweiten Block wird die Attributionskategorie eingeführt, die in diesem Falle aus den Attributen „Ängstlichkeit" und „Ruhe" besteht. Auch hier werden wieder Beispielitems präsentiert („nervös", „entspannt"), die mit der entsprechenden Maustaste beantwortet werden sollen. Im dritten Durchgang findet dann eine Kopplung dieser Begriffe statt. Alle vier Targetkategorien werden geboten mit je zwei Beispielitems, wobei zunächst „ich" und „Ängstlichkeit" mit derselben Maustaste belegt sind; in einem späteren Durchgang dann „ich" und „Ruhe". Die Differenz der Reaktionszeiten auf diese unterschiedlichen Kopplungen bildet das Maß der Assoziationsstärke.

Für die klinische Anwendung wurde darüber hinaus ein Spinnen-IAT (Teachman & Woody, 2003; Ellwart, Becker & Rinck, in press) entwickelt. Im Spinnen-IAT konnte über die in Spinnenangstfragebögen aufgeklärte Varianz hinaus Varianz im Vermeidungsverhalten aufgeklärt werden. Darüber hinaus zeigten sich nach erfolgreicher Therapie signifikant geringere Ängstlichkeitswerte im IAT, was für veränderte Assoziationen spricht.

8.3.2 Stroop Interferenz-Test

Der Farb-Wort-Interferenztest nach Stroop (FWIT, Bäumler, 1985) besteht in der Aufgabe, bunt gedruckte Wörter vorzulesen oder deren Farbe zu benennen, wobei die Wörter selbst Farbbezeichnungen sind. Dabei können Farbwort und Farbe übereinstimmen, aber auch divergieren. Der Test erlaubt Aussagen über kognitive Leistungsfunktionen, wie Interferenzneigung und Alertness durch die Erhebung der Reaktionszeit. Allgemein ist die Reaktionszeit verlangsamt, wenn Wortlaut und Wortfarbe nicht übereinstimmen (Interferenz-Effekt).

Bei Angststörungen kann von Besonderheiten in der Informationsverarbeitung ausgegangen werden, die sich im Stroop-Test durch verlängerte Reaktionszeiten manifestieren können. Werden beispielsweise Phobikern angstrelevante Worte präsentiert, dauert die Benennung der Farbe durchschnittlich länger als bei unauffälligen Personen. Bei Patienten mit Generalisierter Angststörung werden alle Worte emotionalen Inhalts verlangsamt verarbeitet (Becker, Rinck, Margraf & Roth, 2001). Dies kann als Ausdruck einer selektiven Aufmerksamkeitsverzerrung gewertet werden, die als relevant für die Entstehung und Aufrechterhaltung von Angststörungen diskutiert wird.

Angstpatienten verarbeiten angstrelevante Wörter langsamer

8.3.3 Trierer Sozialer Stress-Test

Der Trierer Sozialer Stress-Test (TSST, Kirschbaum, Pirke & Hellhammer, 1993) ist ein standardisierter psychosozialer Stress-Test, der sich aus einem simulierten Vorstellungsgespräch und anschließender Rechenaufgabe vor Publikum zusammensetzt. Die Gesamtdauer des Tests beträgt zehn Minuten. Die meisten Personen zeigen während dieser Aufgabe einen deutlichen Anstieg im Cortisol-Wert, was auf akutes Stresserleben schließen lässt. Bei wiederholter Durchführung des TSST zeigt sich bei etwa zwei Drittel der Personen eine Habituation in der Stressantwort; „Nichthabituierer" lassen sich in Persönlichkeitsfragebögen als eher selbstunsicher, neurotischer und weniger extrovertiert beschreiben (Kirschbaum et al., 1995). Inwieweit hierin Hinweise auf das Vorliegen manifester Angststörungen existieren, ist bislang jedoch noch unklar.

8.3.4 Verhaltensdiagnostik Sozialer Performanz: Die Ratingskala „Soziale Kompetenz"

Fremdeinschätzung sozialen Verhaltens in einer Interaktionssituation

Zur Verhaltensdiagnostik sozial kompetenten Verhaltens steht mit der Ratingskala „Soziale Kompetenz" (Social Performance Rating Scale, SPRS) ein mehrdimensionales Fremdrating zur Verfügung (Fydrich, Chambless, Perry, Bürgener & Beazley, 1998). Dabei wird ein standardisiertes diagnostisches Rollenspiels auf Video aufgezeichnet, wobei die vorgegebene Situation beinhaltet, ein Gespräch mit einer gegengeschlechtlichen Person zu beginnen und für drei Minuten aufrecht zu erhalten. Die Aufnahme wird anschließend durch geschulte Beobachter hinsichtlich Blickkontakt, Stimme und Sprache (Lautstärke, Modulation, etc.), Sprechdauer, Sprachfluss sowie körperlicher Unruhe und Nervosität beurteilt. Die Einschätzung dieser Aspekte erfolgt auf je einer fünfstufigen Skala von „sehr schlecht" bis „sehr gut", wobei ein Gesamtwert „Soziale Kompetenz" gebildet werden kann.

9 Verhaltensdiagnostik und therapiebezogene Diagnostik

Die bisher vorgestellten Verfahren zur Angstdiagnostik erlauben es, Art, Ausmaß, Schwere und Konsequenzen der Angst zu beurteilen. Für die Planung therapeutischer Schritte sind jedoch Angaben über Entstehung, Aufrechterhaltung und störungsbeeinflussende Faktoren von entscheidender Bedeutung. Diese therapierelevanten Informationen werden effizient durch die funktionale Verhaltensanalyse ermittelt, deren Ziel die Erstellung eines vorläufigen Bedingungsmodells der Angst ist.

Therapieplanung auf Basis eines individuellen Störungsmodells

In Anlehnung an Kanfer, Reinecker und Schmelzer (2000) empfiehlt sich folgendes Vorgehen bei der funktionalen Diagnostik:
- situative Verhaltensanalyse zur detaillierten Beschreibung des Problemverhaltens,
- kontextuelle Verhaltensanalyse zum Verständnis der bedingenden Umgebungsfaktoren und
- Zusammenführung der Informationen in einem vorläufigen funktionalen Bedingungsmodell.

9.1 Situative Verhaltensanalyse

Die situative Verhaltensanalyse zielt auf eine möglichst exakte Beschreibung des angstbezogenen Verhaltens auf der Mikroebene konkreter Situationen ab. Ein gängiges Schema für diese so genannte horizontale Verhaltensanalyse ist die SORK-Verhaltensformel von Kanfer und Saslow (1968). Hierfür wird mit dem Patienten eine konkrete Angstsituation ausgewählt und hinsichtlich der auslösenden Situation (S), den internen Prozessen (O), der Angstreaktion (R) und den Verhaltenskonsequenzen (K) analysiert. In manchen Fällen wird die Verhaltensgleichung durch einen weiteren Bestandteil, die Kontingenz (C), ergänzt. Dabei steht die Frage im Mittelpunkt, mit welcher Wahrscheinlichkeit die Reaktion auf einen Stimulus erfolgt.

auch Mikroanalyse oder horizontale Verhaltensanalyse

Die Reaktion kann weiter in die Ebenen Kognition, Emotion, physiologische Veränderungen und Verhalten unterteilt werden. Auf die Analyse der Kon-

vier Ebenen der Reaktion

sequenzen (als störungsaufrechterhaltende Faktoren) sollte besondere Aufmerksamkeit gelegt werden. Mit dem Patienten zusammen können positive und negative Folgen der Angst zusammengetragen werden, die sowohl kurzfristig als auch langfristig aus dem Problemverhalten resultieren. Beispielsweise könnten bei einem Patienten mit Agoraphobie, der auf Grund seiner Angst das Haus nicht mehr verlässt, kurzfristig als positive Konsequenz die Reduktion bzw. Vermeidung der Angst, als negative Konsequenz die Unfähigkeit, am Alltagsleben teilzunehmen, herausgearbeitet werden. Langfristige Folgen könnten soziale Isolation und Verstärkerverlust, aber auch die eine stärkere Bindung des Partner auf Grund des Abhängigkeitsverhältnisses sein. Tabelle 22 illustriert die situative Verhaltensanalyse an einem Beispiel.

Tabelle 22:
Beispiel für eine situative Verhaltensanalyse

S (= Situation)	O (= Organismus)	R (= Reaktion)	C (= Kontingenz)	K (= Konsequenz)
Schlange an der Kasse im Supermarkt	hohe Angstsensitivität, verstärkte Selbstaufmerksamkeit	*Gedanken:* „Ich werde einen Angstanfall bekommen.“, „Alle werden gucken und denken, ich sei verrückt.“	immer	*kurz+:* Angst- und Spannungsreduktion *kurz-:* kein Einkauf *lang+:* Fürsorge des Ehepartners *lang-:* zunehmende Abhängigkeit und Einschränkung *lang-:* keine korrigierenden Erfahrungen
		Gefühle: Unruhe, Unwohlsein, Angst	immer	
		Physiologie: Herzklopfen, Schwitzen, Atemnot	immer	
		Verhalten: Supermarkt fluchtartig verlassen	oft (außer in Begleitung)	

Zur Vorbereitung der situativen Verhaltensanalyse können standardisierte Tagebücher eingesetzt werden, in denen der Patient Informationen über aktuell angstauslösende Situationen sammelt. Sie geben gleichzeitig einen ersten allgemeinen Überblick über die Aktivitäten des Patienten. Die Verhaltensdokumentation sollte dabei nicht ausschließlich auf Angstsituationen beschränkt sein, da insbesondere bei der Agoraphobie, aber auch beispielsweise bei Sozialer Phobie die Angst soweit fortgeschritten sein kann, dass angstauslösende Situationen konsequent vermieden werden. Durch die Erfassung der gesamten Tagesstruktur kann ein stark ausgeprägtes Vermeidungsverhalten identifiziert werden. Ein Beispiel für ein solches Aktivitäts-Angsttagebuch ist in Abbildung 4 wiedergegeben.

Aktivitäts-Tagebuch

Bitte tragen Sie jede Aktivität, für die Sie Ihre Wohnung oder Ihr Haus verlassen, **gleich** nach Ihrer Rückkehr ein.
Wenn nötig, machen Sie zusätzliche Notizen auf der Rückseite.

Datum	Zeit		Begleitung			Art der Aktivität						maximale Angst (0–10)	Angstanfall		
	fortgegangen	zurückgekommen	Vertrauensperson	andere Person	alleine	Arbeit/ Ausbildung	Einkauf/ Besorgungen	Freunde/ Verwandte	Freizeitaktivitäten	Fortbewegung/ Transport	andere Aktivitäten		keiner	erwartet	unerwartet

Abbildung 4:
Das Angst- und Aktivitäts-Tagebuch nach Margraf und Schneider (1990)

Genese und bisherige Coping-Versuche

Neben der Deskription des Problemverhaltens sollten innerhalb der situativen Verhaltensanalyse auch die Genese des Problemverhaltens (Erstauftreten, Lernerfahrungen, Schwankungen der Symptomatik, Begleitereignisse) und das subjektive Krankheitsmodell des Patienten exploriert werden. Auch die Erfassung bisheriger Selbstkontrollversuche sowie Coping-Strategien im Umgang mit dem Problemverhalten kann wertvolle Anregungen für die Therapieplanung enthalten. Insbesondere bei Angststörungen ist auf mögliche Selbstmedikationsversuche des Patienten mit Benzodiazepinen (z. B. Tavor) zu achten, die den Behandlungsverlauf komplizieren können.

9.2 Kontextuelle Verhaltensanalyse

Auch Makroanalyse oder vertikale Verhaltensanalyse

Die kontextuelle Verhaltensanalyse untersucht das Problemverhalten auf einer Makroebene. Hierfür werden individuelle Pläne und Einstellungen sowie die sozialen und gesellschaftlichen Bedingungen analysiert, die für das Angstproblem des Patienten von Bedeutung sind. Die Identifikation dysfunktionaler Gedanken und Einstellungen ist die Basis späterer kognitiver Verfahren in der Therapie. Darüber hinaus können Hinweise auf aufrechterhaltende Faktoren und eine mögliche Funktionalität der Angst abgeleitet werden.

Für die Darstellung von Grundüberzeugungen, Einstellungen und Pläne des Patienten hat sich die vertikale Verhaltensanalyse (auch Plananalyse oder Schemaanalyse) als günstig erwiesen. Bei diesem Vorgehen werden die problematischen Verhaltensweisen des Patienten auf dahinterstehende Grundüberzeugungen, Verhaltensregeln und handlungsregulierende Pläne untersucht.

Ergebnis ist eine individuelle hierarchisch angeordnete Struktur, auf deren unterster Ebene das konkrete Verhalten steht. Dieses Verhalten wird von übergeordneten, teilweise unbewussten Einstellungen und Regeln gesteuert, die wiederum hierarchisch angeordnet sind. Die oberste Ebene bilden Grundannahmen oder Oberpläne, die das gesamte Verhaltensrepertoire des Patienten beeinflussen. In diesem Sinne stellt die Plananalyse eine differenzierte Betrachtung der Organismusvariable in der horizontalen Verhaltensanalyse dar. Zur Verdeutlichung zeigt Abbildung 5 einen Ausschnitt aus einer Plananalyse bei einem Patienten mit Agoraphobie.

Identifikation von Oberplänen

Die Identifikation von fundamentalen Grundannahmen und Oberplänen ist häufig schwierig, da sie meist bereits in der Kindheit gebildet wurden und weitgehend unbewusst sind. Zur Exploration und Disputation problematischer Verhaltensweisen können beispielsweise folgende Fragen genutzt werden:
- In welchen Situationen zeigen Sie dieses Verhalten? In welchen nicht?
- Was können Sie durch dieses Verhalten erreichen bzw. vermeiden?
- Warum verhalten Sie sich gerade so und nicht anders?

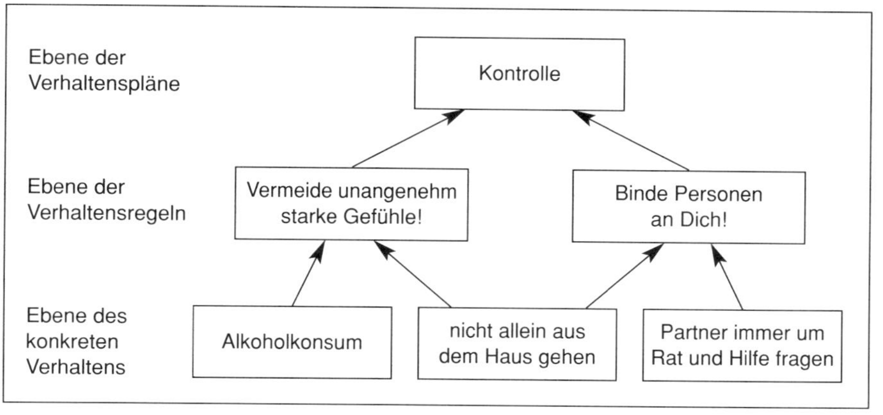

Abbildung 5:
Beispiel für eine vertikale Verhaltensanalyse

Die kontextuelle Verhaltensanalyse umfasst über die Analyse individueller Verhaltensbedingungen hinaus auch eine Betrachtung der sozialen und gesellschaftlichen Systembedingungen. Dabei können folgende Fragen relevant sein:

- Welchen Systemen gehört der Patient an (z. B. Familie, Beruf, Vereine)?
- Welche Regeln gelten in diesen Systemen? Treten Regelkonflikte durch die Zugehörigkeit zu mehreren Systemen auf?
- Gibt es Systemregeln, die das Problemverhalten unterstützen oder stabilisieren?
- Hat das Problemverhalten eine Funktionalität in einzelnen Systemen (z. B. Zusammenhalt in der Familie)?

Die gesammelten Informationen zur Mikro- und Makroebene des Problemverhaltens werden anschließend in einem individuellen Störungs- oder Bedingungsmodell zusammengefasst. Dieses Modell soll dem Patienten Entstehung und Aufrechterhaltung seiner Angst verdeutlichen und gleichzeitig Ansätze für Veränderungsmöglichkeiten aufzeigen.

9.3 Festlegung von Therapiezielen

Diagnostik von Therapiezielen

Die Erstellung eines funktionalen Bedingungsmodells ist die Basis für die Ableitung therapeutischer Handlungen. Die Therapieplanung ist jedoch nicht komplett ohne eine Definition individueller Therapieziele. Die Klärung und Festlegung von Therapiezielen kann als diagnostischer Prozess angesehen werden, da sie vertiefende Informationen über das motivationale Einstellungs- und Normensystem des Patienten voraussetzt und eine wichtige Grundlage für die Veränderungs- und Prozessdiagnostik darstellt.

Dafür müssen Art und Ausmaß intendierter Veränderungen festgelegt werden, wobei neben einer Symptomreduktion auch Veränderungen in sozialen Beziehungen oder im Freizeitbereich Ziele sein können. Bei der Zielplanung sollten neben motivationalen Variablen auch das soziale Umfeld des Patienten berücksichtigt werden, um unrealistische Zielsetzungen zu vermeiden. Von den individuellen Zielen ausgehend, kann ein Behandlungsplan und angemessene therapeutische Interventionen abgeleitet werden.

Goal Attainment Scaling zur Zielfestlegung und Überprüfung

Die Operationalisierung von Therapiezielen sollte so konkret wie möglich erfolgen. Eine hilfreiche Methode ist das Goal Attainment Scaling (GAS; Kiresuk & Sherman, 1968), da es gleichzeitig eine Überprüfung des Therapiefortschritts und -ergebnisses ermöglicht. Bei diesem Verfahren werden zusammen mit dem Patienten in der Therapie zu verändernde Bereiche ausgewählt und möglichst konkret beschrieben. Diese Zielbereiche werden anschließend auf einer fünfstufigen Skala hinsichtlich erwünschter Ausgänge abgestuft. 0 steht dabei für den erwarteten Ausgang der Therapie, –1 und –2 definieren eher ungünstige Therapieausgänge und 2 steht für das bestmögliche Therapieergebnis in diesem Bereich. Tabelle 23 zeigt ein Beispiel für die Zielbestimmung nach der GAS-Methode.

Tabelle 23:
Goal Attainment Scaling

Zielbereich: Reduktion der Vermeidung von Interaktionssituationen	
Skalenstufe	**Kriterium**
+2	Allein ins Ausland reisen können.
+1	Allein zum Einkaufen gehen können.
0	In Begleitung des Partners ausgehen können.
–1	Nirgendwo mehr hingehen, wo viele Personen sind.
–2	Das Haus gar nicht mehr verlassen.

9.4 Verhaltensanalyse und Psychoedukation: Diagnostik als Behandlungsbasis

Diagnostische Informationen dienen nicht allein der Klassifikation und Behandlungsplanung sondern erlauben es dem Therapeuten, ein für den Patienten verständliches Basiskonzept der Störung und der Therapie anzubieten. Dadurch erhält die Diagnostik sicherheitsstiftenden und entpathologisierenden Wert für den Patienten. Neben der Ableitung eines idiosynkratischen funktionalen Bedingungsmodells besteht daher eine wesentliche Aufgabe des Therapeuten in der Kommunikation dieses Modells.

Vermittlung des Störungsmodells als Basis für Interventionen

Die Vermittlung solcher psychoedukativer Informationen zu Entstehung und Aufrechterhaltung von Angststörungen kann zur Ableitung der späteren Interventionen genutzt werden. Die Frage, ob und wie der Patient entsprechende Informationen verarbeiten und in sein Krankheitsmodell integrieren kann, ist eine entscheidende Grundlage für die Akzeptanz therapeutischer Maßnahmen. Es ist daher von hoher Wichtigkeit, individuelle diagnostische Informationen für den Patienten verständlich und plausibel zusammenzufassen.

Für Angststörungen lassen sich als Basis dieser Erklärungen die Teufelskreismodelle zur Angst, wie sie beispielsweise die Oxforder Arbeitsgruppe um David Clark erarbeitet hat, empfehlen. Wesentliche Bestimmungsstücke dieser Modelle sind
- auslösende Situationen oder Reize,
- Aufmerksamkeitslenkung und kognitive Prozesse,
- emotionale und physiologische Reaktionen sowie
- Vermeidungsverhalten/Sicherheitsverhalten.

Zusammenhänge anhand eines konkreten Beispiels darstellen

Zur Erhöhung der Akzeptanz des Modells und zur Steigerung der Kompetenzerwartung sollte anhand eines konkreten Beispiels des Patienten gearbeitet werden. Es wird dazu eine relevante Problemsituation ausgewählt, an die der Patient sich gut erinnern kann (z. B. aus der letzten Woche). Anhand dieser Situation erfolgt die Exploration weiterer Aspekte, bis ein in sich stimmiges Modell der Auslösung und Aufrechterhaltung des problematischen Verhaltens entstanden ist (vgl. Abbildung 5).

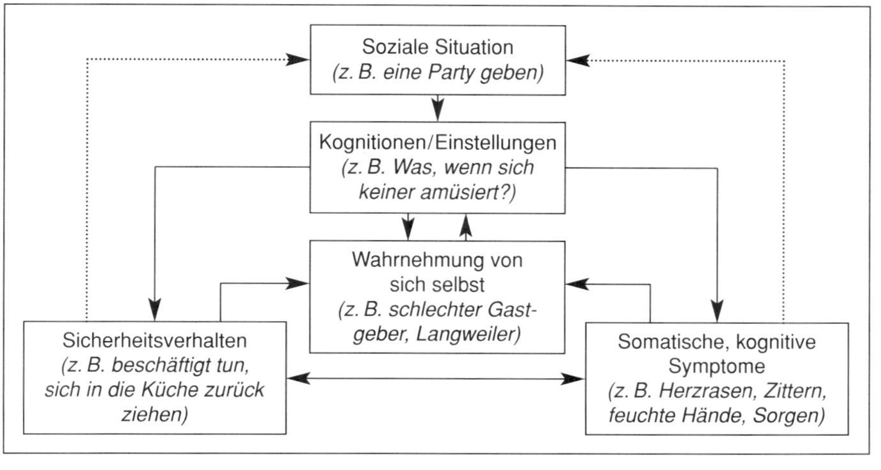

Abbildung 5:
Erklärungsmodell zur Sozialen Phobie nach Clark und Wells (1995)

9.5 Ressourcen im Rahmen der Angstdiagnostik

Kontrollerleben als Ressource verstärken

Der bisher dargestellten klinischen Diagnostik unterliegt zumeist eine Defizitannahme: Es wird exploriert, in welchen Bereichen Funktionseinschränkungen oder Leiden bestehen. Für eine Therapie kann es jedoch sehr hilfreich sein, ressourcenorientiert zu arbeiten, d. h. an den Stärken des Patienten anzusetzen. Eine solche Ressource kann das erlebte Ausmaß von Kontrolle über die Situation und die eigenen Reaktionen sein.

Die wahrgenommene Kontrolle ist wesentlicher Bestandteil einer Vielzahl psychologischer Theorien zur Ätiologie psychischer Störungen, wie beispielsweise Seligmans Theorie der erlernten Hilflosigkeit (1975) oder, in einem weiteren Sinne, die Locus of Control – Theorie von Rotter (1954). Auf diesen Theorien aufbauende Studien lieferten Hinweise darauf, dass der Glaube, die eigene Umwelt nicht kontrollieren zu können, mit einem höheren Ausmaß an Ängsten einher geht (Barlow, 2002; S. 265). Da Kontrollüberzeugung von Rotter als allgemeiner Trait konzipiert wurde, der unspezifisch in allen Lebenssituationen wirkt, schien zur Untersuchung des Konzepts bei klinischen Ängsten eine Spezifikation auf angstbezogene Kontrollüberzeugungen nötig.

Kasten 15:
Kann Angst willentlich kontrolliert werden?

Ältere Auffassungen der Wirkprinzipien von Verhaltenstherapie gingen davon aus, dass Angst durch Konditionierungs- und Lernprozesse entsteht und durch Löschung oder Umlernen wieder verlernt werden kann. Dies scheint jedoch zu einfach gedacht zu sein. Im Rahmen der neueren konzeptuellen Entwicklungen von Psychotherapie wird der Frage nachgegangen, inwieweit Angst tatsächlich willentlich kontrolliert oder gar gelöscht werden kann (Grawe, 2004, S. 101 f.). Dabei zeigen hirnphysiologische Untersuchungen zu Angstprozessen, dass, auf Grund gut ausgebildeter Bahnen zwischen der Amygdala als gefühlssteuerndes Zentrum und dem präfrontalen Kortex, Gefühle sehr stark unser Handeln und Erleben prägen. Gefühle zu kontrollieren fällt dagegen eher schwer, da die Projektionsbahnen, die vom Kortex zur Amygdala laufen, eher schwach ausgebildet sind. Eine Kontrolle sehr starker Gefühle, wie sie bei Angststörungen entstehen, ist dadurch nicht möglich.
Wie sieht es nun mit der Löschung von Angstreaktionen aus? Da einmal ausgebildete Assoziationen zwischen einem Reiz und einer Reaktion bestehen bleiben und sich höchstens abschwächen, kann im engeren Sinn nicht von Löschung der Angstreaktion gesprochen werden. Trotzdem können und werden Angstreaktionen in der Therapie ver-

ändert. Dies geschieht nach heutigem Verständnis durch den Aufbau aktiver Hemmungen. Die eigentliche Angstbereitschaft bleibt erhalten, was auch hirnphysiologisch nachweisbar ist, die Furchtreaktion selbst wird jedoch durch den Aufbau neuer Reaktionsweisen und Kognitionen aktiv gehemmt, die durch stetige Wiederholung stärker gebahnt sind. Hierin zeigt sich die enorme Bedeutung von wiederholten Expositionsübungen und Konfrontationen bei der Angstbehandlung.

Tatsächlich konnten Studien belegen, dass ein spezifisches Maß zur Messung der wahrgenommenen Kontrolle über Angstgefühle stark mit anderen Angstsymptomen zusammenhängt (Barlow, 2002, S. 265). Die wahrgenommene Kontrolle über Angstsymptome kann daher als Korrelat von Angststörungen angenommen werden, das als Prädiktor für therapeutisch erreichte Veränderungen noch weiter untersucht werden sollte.

Messung angstbezogenem Kontrollerlebens

Zur Messung der angstbezogenen Kontrollüberzeugung wurde der Anxiety Control Questionnaire (ACQ; Rapee, Craske, Brown & Barlow, 1996) entwickelt, der speziell für die Erfassung der wahrgenommenen Kontrolle über als bedrohlich erlebte, interne und externe Reize konzipiert ist. Anhand einer Stichprobe von Angstpatienten wurden faktorenanalytisch 30 Items zusammengestellt, die den Skalen „Ereignisse“ und „Reaktionen“ zuordenbar sind. Die Items sind als Ich-Aussagen formuliert, wobei das Ausmaß der Zustimmung bzw. Nichtzustimmung zu diesen Aussagen auf einer sechsstufigen Likert-Skala eingeschätzt werden soll. Der Gesamtsummenwert über alle Items gibt das Ausmaß wahrgenommener Kontrolle über emotionale Reaktionen und äußere Bedrohung wieder.

Der ACQ weist gute internale Konsistenzen (Cronbach α zwischen .80 bis .89) sowie hohe Retest-Reliabilitäten auf ($r_{tt} = .82$; Intervall ein Monat). Es gibt eine Reihe von Hinweisen auf die Validität des Verfahrens. So zeigten klinisch ängstliche Stichproben niedrigere ACQ-Werte als nicht-ängstliche Personen; im Verlauf einer Behandlung konnte ein Anstieg des ACQ-Wertes beobachtet werden, der für die Änderungssensitivität des Verfahrens spricht (Roemer, 2001). Die vorgeschlagene Faktorenstruktur des Verfahrens konnte jedoch bislang noch nicht bestätigt werden. Eine deutsche Kurzform des Verfahrens, die die Skala „wahrgenommene Kontrolle über emotionale Reaktionen“ wieder gibt, ist in Kasten 15 abgedruckt. An einer studentischen Stichprobe wurde für die Skala ein mittlerer Wert von 44.1 ($SD = 8.8$) ermittelt. Die interne Konsistenz betrug Cronbach $\alpha = .75$. Eine vollständige Übersetzung des Verfahrens sowie aktuelle Vergleichswerte und Hinweise zur Auswertung finden sich im Internet unter: http://www.psychologie.tu-dresden.de/angstfragebogen.

Kasten 16:
Angstkontrollfragebogen

Unten stehend finden Sie eine Reihe von Aussagen, die bestimmte Einstellungen beschreiben. Bitte lesen Sie jede Aussage sorgfältig durch und geben Sie jeweils an, inwieweit diese Aussage typisch für Sie ist. Nutzen Sie dafür die folgende Skala:

	Völlige Ablehnung	Mittlere Ablehnung	Leichte Ablehnung	Leichte Zustimmung	Mittlere Zustimmung	Völlige Zustimmung
1. Wie gut ich mit schwierigen Situationen fertig werde, hängt davon ab, ob ich Hilfe von außen bekomme.	0	1	2	3	4	5
2. Wenn ich unter Stress gesetzt werde, verliere ich vermutlich die Kontrolle.	0	1	2	3	4	5
3. Wenn ich vor etwas Angst habe, gibt es normalerweise nichts, was ich dagegen tun kann.	0	1	2	3	4	5
4. Ob ich einer beängstigenden Situation erfolgreich entkommen kann, hängt bei mir immer vom Zufall ab.	0	1	2	3	4	5
5. Meist kann ich beängstigende Gedanken schnell aus meinem Kopf verbannen.	0	1	2	3	4	5
6. Ich kann die Stärke meiner Angst kontrollieren.	0	1	2	3	4	5
7. Es gibt wenig, das ich tun kann, um beängstigende Ereignisse zu ändern.	0	1	2	3	4	5
8. Inwieweit eine schwierige Situation sich von selbst löst, hat nichts mit meinen Handlungen zu tun.	0	1	2	3	4	5
9. Wenn mir irgendein Schaden widerfahren soll, wird dies geschehen, egal was ich tue.	0	1	2	3	4	5
10. Ich kann mich normalerweise entspannen, wenn ich will.	0	1	2	3	4	5
11. Ich bin mir nicht immer sicher, wie ich in Stresssituationen reagieren werde.	0	1	2	3	4	5
12. Die meisten Ereignisse, die mich beängstigen, liegen außerhalb meiner Kontrolle.	0	1	2	3	4	5
13. Ich bin unbesorgt, wenn ich in einer schwierigen Situation Angst bekomme, weil ich meiner Fähigkeit, mit meinen Symptomen fertig zu werden, vertraue.	0	1	2	3	4	5
14. Es fällt mir meistens schwer, mit schwierigen Problemen fertig zu werden.	0	1	2	3	4	5
15. Wenn ich Angst habe, fällt es mir schwer, mich auf irgendetwas anderes als auf meine Angst zu konzentrieren.	0	1	2	3	4	5

Die Auswertung erfolgt über die Bildung eines Gesamtsummenwertes. Vor der Auswertung müssen die Items 5, 10 und 13 invertiert werden.

Obwohl bislang noch nicht gut untersucht, kann davon ausgegangen werden, dass die Ausprägung des Kontrollerlebens eine wesentliche Rolle bei der Umsetzung therapeutischer Strategien spielt. Sie sollte daher sowohl bei der Fallkonzeption als auch in der Therapieevaluation beachtet werden.

10 Anwendungsbeispiel

Im Folgenden wird der vollständige diagnostische Prozess im Rahmen einer Angsttherapie dargestellt[1]. Neben der Beschreibung der eingesetzten Verfahren und der funktionalen Diagnostik wird ein Überblick über die Erhebung und Darstellung verlaufsdiagnostischer und katamnestischer Informationen gegeben.

10.1 Fallbeschreibung

anamnestische Informationen aus dem Erstgespräch

In einer Psychotherapieambulanz stellt sich eine 62-jährige Frau vor. Sie berichtet im Erstgespräch von einer „Winterdepression". In den langen Nächten habe sie große Angst und könne nur bei Licht im Wohnzimmer schlafen, weil sie von dort schnell auf den Balkon nach draußen gelangen könne. Bei Hotelaufenthalten verbringe sie die Nacht auf dem Flur; außerdem habe sie auf Reisen immer eine Notbeleuchtung und Beruhigungsmittel dabei.

Die weitere Exploration ergab, dass die Patientin bereits vor 20 Jahren ihren ersten Angstanfall erlebt hatte, den sie aber nicht habe einordnen können. Auch ihr Arzt habe ihr keine Erklärung dafür liefern können. Damals sei sie nach einer ungewohnten körperlichen Betätigung aus dem Schlaf erwacht, mit dem Gefühl zu ersticken. Sie sei sofort aufgestanden und auf den Balkon gegangen, um dort tief durchzuatmen und abzuwarten, bis die Symptome nachließen. Danach habe sie zum Schlafen das Licht angelassen, feuchte Tücher aufgehängt und die Balkontür offen gelassen, um einen weiteren Anfall zu verhindern. Sie selbst erkläre sich ihre Symptomatik inzwischen so, dass die damalige Angst durch das vorherrschende neblige Wetter induziert worden sei.

Im Verlauf der letzten Jahre habe die Angst etwas nachgelassen, wobei aber gleichzeitig Situationen für sie schwieriger zu bewältigen seien, in denen sie nicht die Kontrolle darüber habe, ob sie bleiben oder gehen könne, wie Kino, Friseur, Theater oder Arztbesuche sowie Schlangestehen. In diesen Situationen habe sie stets den dringenden Wunsch, die Situation zu verlassen und könne sich nur mit Mühe auf ihrem Platz halten. Sie sitze dann immer am

1 Wir danken Dipl.-Psych. Thomas Lang (Dresden) für die Bereitstellung des Falls.

Rand und stelle sich vor, noch die nächsten Minuten aushalten zu können, um sich so über die Zeit zu retten. Bei einer Zahnsanierung vor sieben Jahren habe sie erneut panische Angst erlebt und habe seitdem auch starke Probleme bei Zahnarztbesuchen, denen sie sich völlig hilflos ausgeliefert fühle.

Behandlungsanlass

Sie habe sich zu einer ersten Behandlung entschlossen, nachdem die Symptomatik sich nach der Trennung von ihrem Lebenspartner vor drei Jahren verschlechtert habe. Damals habe sie nach einer fiebrigen Erkrankung wieder starke Ängste, besonders beim Schlafen, entwickelt. Die begonnene Hypnotherapie habe sie jedoch abgebrochen. Jetzt stelle sie sich erneut zur Behandlung vor, weil sie sich Sorgen über den bevorstehenden Winter mache sowie über die Untersuchungen, denen sie sich mit zunehmenden Alter stellen müsse. Allgemein hält die Patientin sich jedoch für einen leichten Fall, da ihr die Teilnahme am alltäglichen Leben noch möglich sei.

Die Patientin ist allein stehend und kinderlos. Sie berichtet von einer schönen Kindheit; ihre Eltern habe sie als sehr unterstützend erlebt und mit einer zehn Jähre älteren Schwester habe sie sich durchschnittlich gut verstanden. Ihre Mutter sei zwar etwas ängstlich gewesen, habe ihr aber nie etwas aus Angst verboten. Ihre Schwester leide sehr stark an Höhenangst.

Als einschneidendes Erlebnis in ihrer Kindheit erinnert die Patientin sich an einen Bombenangriff, während dem sie mit ihrer Mutter in einem Bunker verschüttet gewesen sei. Sie hält es für möglich, dass dieses Erlebnis mit ihrer Angst in geschlossenen Räumen zusammenhängt, kann sich aber erst seit etwa 20 Jahren an den Vorfall erinnern.

Die Schulzeit sei problemlos verlaufen. Sie habe nach dem Abitur vier Semester Elektrotechnik studiert und danach für verschiedene Firmen im Ausland gearbeitet. Mit 37 sei sie an eine Technische Hochschule gewechselt, weil sie sich einen sicheren Job gewünscht habe. Allerdings habe sie den Wechsel als berufliche Verschlechterung erlebt. Auf Grund des Stellenwechsels habe sie mehrere Jahre pendeln müssen, wobei ihr während der Fahrten mehrfach im Auto schlecht geworden sei. An Angstgefühle in der Situation könne sie sich jedoch nicht erinnern. Sie sei dann in Folge der beruflichen Situation umgezogen, wobei sie sich nie richtig an die Stadt gewöhnen konnte und der Umzug ihr sehr schwer gefallen sei. Kurz darauf habe sich auch das Arbeitsklima durch einen Vorgesetztenwechsel verändert, wobei es immer häufiger zu Spannungen gekommen sei.

psychischer Befund

Die Patientin erscheint altersangemessen gekleidet. Sie wirkt in den Gesprächen überdurchschnittlich intelligent und kann differenziert über ihre Probleme berichten. Der Affekt der Patientin wirkt im klinischen Eindruck unauffällig; es liegen keine Hinweise auf Suizidalität vor. Es ergibt sich das Bild einer mittleren Belastung durch die Symptomatik.

10.2 Diagnostik und Differenzialdiagnostik

medizinische Abklärung

Zur Abklärung einer möglichen somatischen Verursachung der Symptome wurde die Patientin zunächst zu ihrem Hausarzt überwiesen. Eine Verdachtsdiagnose auf Hyperthyreosis konnte jedoch von einem Facharzt ausgeräumt werden. Es lagen keine körperlichen Befunde mit Psychotherapierelevanz vor, die differenzialdiagnostisch zu berücksichtigen waren.

diagnostische Maßnahmen

Die folgende Diagnostik war auf drei Bereiche gerichtet:

- Klassifikatorische Diagnostik:
  Zur Feststellung vorliegender Störungsdiagnosen und -Syndrome wurde ein strukturiertes diagnostisches Interview (DIPS) durchgeführt.
- Erfassung der unspezifischen Symptombelastung:
  Um zu einer Einschätzung über die allgemeine Beeinträchtigung der Patientin zu kommen, wurden die Symptom-Checkliste nach Derogatis (SCL-90-R; Franke, 2002) sowie für die Bereiche Angst und Depression das Beck Angstinventar (BAI; vgl. Möbius & Margraf, 2003) und des Beck Depressionsinventar (BDI; Hautzinger et al., 1995) verwendet.
- Störungsspezifische Diagnostik:
  Die Erhebung weiterer störungsspezifischer Symptome und ihrer Ausprägung wurde mit dem Fragebogen zu körperbezogenen Ängsten, Kognitionen und Vermeidung (AKV; Ehlers et al., 2001), realisiert, bestehend aus:
  - Fragebogen zu agoraphobischen Kognitionen (ACQ), um die Häufigkeit angstbezogener Gedanken abzuschätzen,
  - Fragebogen zur Körperempfindungen (BSQ) zur Erfassung der Angstreaktion bei wahrgenommenen körperlichen Symptomen,
  - Mobilitäts-Inventar (MI) zur Einschätzung des Ausmaßes an Vermeidung und der Erfassung problematischer Situationen.

Diagnose

Nach der klassifikatorischen Diagnostik erfüllte die Patientin die ICD-10-Kriterien einer Agoraphobie mit Panikstörung (F40.01). Weitere Syndrome mit Störungswert wurden nicht diagnostiziert. Insbesondere die Werte im AKV waren klinisch auffällig. Im MI gab die Patientin als Situationen, die sie immer vermeidet, „Kinos und Theater“ sowie „Säle und Stadien“ an, als Freitextangabe ergänzte sie „Eingekeiltsein in einer Reihe, Menschenmenge“.

10.3 Funktionale Diagnostik und Therapieplanung

Nach der standardisierten Diagnostik zur Erhebung des psychopathologischen Befunds und der Differenzialdiagnostik wurde analog zu dem im Kapitel 9 geschilderten Vorgehen ein Fallkonzept erstellt, auf dessen Basis die konkreten Vorgehensweisen und Interventionen für die folgende Therapie abgeleitet wurden. Die einzelnen Schritte bei der Erstellung des funktionalen Bedingungsmodells werden kurz erläutert.

10.3.1 Fallkonzeption

Für die Therapie ist es zunächst wichtig, dem Patienten eine Erklärung für die Entwicklung seiner Beschwerden anzubieten. Dies sollte nach einer genauen Exploration der prädisponierenden und auslösenden Bedingungen der Störung (Diathese-Stress-Modell) erfolgen.

erster Panikanfall als Auslöser der Störung

Die Berichte der Patientin zeigen einen prototypischen ersten Panikanfall: Nach einer körperlich ungewohnten Anstrengung erlebte die Patientin nach dem Abklingen der unmittelbaren Anspannung Hyperventilationssymptome, die mit der Angst verbunden waren, sie könne ersticken. Für diese bedrohliche Erfahrung konnte weder die Patientin selbst noch ihr Hausarzt eine plausible Erklärung liefern, wodurch die Patientin das Erlebte als unkontrollierbar und gefährlich wahrnahm und entsprechend Angst vorm Wiederauftreten der Symptome entwickelte. Um dieser Angst zu entgegen, begann die Patientin bestimmte Sicherheitsmaßnahmen zu ergreifen (z. B. nasse Tücher aufhängen, nur noch mit Licht schlafen). Diese Sicherheitsverhaltensweisen bedingten jedoch das Aufrechterhalten der Erwartungsangst („Die Symptome treten nur nicht auf, weil ich ...“), die darüber hinaus auf weitere Situationen generalisierte, in denen es bei einem plötzlichen Auftreten der Symptome schwierig sein könnte, zu flüchten oder Hilfe zu bekommen. Die Begleitung durch eine nahestehende Person (Lebenspartner) erlaubte es der Patientin, diese Situationen weiter aufzusuchen. Die Belastung durch die Trennung vom Partner führte zusammen mit der Entwicklung einer somatischen Erkrankung zu einem verstärkten Auftreten der Ängste.

prädisponierende Kindheitserfahrungen

Als prädisponierend ist eine frühkindliche Angsterfahrung der Patientin zu werten, wobei das Eingesperrtsein in einem Bunker die Angst vor geschlossenen Räumen erstmals auftreten ließ. Darüber hinaus lassen sich verschiedene ungünstige Lebensumstände identifizieren, wie die häufigen Stellenwechsel und die Streitigkeiten mit dem Vorgesetzten, die eine dauerhafte Belastung und Anspannung bedeuten und die Wahrscheinlichkeit, einen Panikanfall zu erleben, erhöhen.

Zum Verständnis der Aufrechterhaltung der Störung wurde mit der Patientin eine horizontale Verhaltensanalyse erarbeitet, die in Tabelle 24 dargestellt ist.

Durch die situative Verhaltensanalyse werden zwei Mechanismen deutlich, die zur Aufrechterhaltung der Störung beitragen. Zum einen ist hier die Ver-

Tabelle 24:
Horizontale Verhaltensanalyse

Situation	Organismus	Reaktion	Konsequenzen
Theaterbesuch (Situation, die nicht ohne weiteres beendet werden kann)	Hohe Grundanspannung durch Stressbelastung	*Gedanken:* – „Ich werde ersticken" – „Ich muss hier raus" – „Hoffentlich schaffe ich die nächsten Minuten noch"	*Kurz:* – muss Theater durch Sicherheitsverhalten nicht sofort verlassen
		Gefühle: – Angst – Unruhe – Hilflosigkeit	– Reduktion der Angst
		Physiologie: – Anspannung – Herzrasen – Atemnot – Schwitzen	*Lang:* – Erwartungsangst bleibt bestehen
		Verhalten: – Auf dem Stuhl hin und her rutschen – Ständig auf die Uhr schauen – Zeit bis zur Pause in kleine Abschnitte teilen, um sich abzulenken	– zunehmende Einschränkung im Alltagsleben

Vermeidung und Erwartungsangst als aufrechterhaltende Faktoren

meidung der Situationen zu nennen, in denen keine absolute Kontrolle über Kommen und Gehen besteht. Diese Vermeidung hält die Erwartungsangst, dass die Symptome auftreten könnten, aufrecht. Wenn die Patientin solche Situationen doch aufsucht, versucht sie, sich von der Angst abzulenken bzw. sich durch den Gebrauch von Psychopharmaka zu beruhigen (verdecktes Vermeidungsverhalten) oder verlässt die Situation (offenes Vermeidungsverhalten), so dass nie eine korrektive Erfahrung im Hinblick auf ihre Befürchtungen in der Situation gemacht wird. Zum anderen reagiert sie auf auftretende körperliche Sensationen mit deutlicher Angst, dass die Symptome gefährlich sein könnten, wodurch wiederum die Symptome verstärkt werden.

10.3.2 Therapieziele und Therapieplanung

Die Patientin kam mit der Motivation zur Behandlung, etwas gegen ihre Ängste zu unternehmen. Als primäres Therapieziel nannte die Patientin, das Auftreten der Angstzustände zu vermindern. Zur Zielskalierung und zum Aufbau realistischer Veränderungserwartungen bekam die Patientin die

Hausaufgabe, kritische angstrelevante Verhaltensweisen in der Häufigkeit ihres Auftretens und ihrer Intensität zu beschreiben und zuzuordnen, woran eine Veränderung durch die Therapie zu erkennen sei. Tabelle 25 zeigt die Zielerreichungsskalierung dieser Patientin.

Tabelle 25:
Goal Attainment Skalierung

Zielverhalten	Momentanes Verhalten Verhalten	Angst (0–10)	Kriterium für Veränderung	
Theaterbesuche	am Rand sitzen, sich ablenken, ständig auf die Uhr sehen	7	–2	Gar nicht mehr ins Theater gehen können
			–1	In der Pause gehen
			0	Keine Veränderung
			+1	Sich auf Vorstellung konzentrieren können
			+2	Im Parkett in der Mitte sitzen, Vorstellung genießen können
Schlafgewohnheiten	bei Licht schlafen, Rollläden offen lassen, Alkohol vorm ins Bett gehen, Einschlafprobleme	9	–2	Häufige Angstanfälle in der Nacht
			–1	Ein- und Durchschlafprobleme, nicht ohne Licht schlafen können
			0	Keine Veränderung
			+1	Ohne Licht und bei geschlossenen Fenstern zu Hause schlafen
			+2	Ohne Probleme im Hotel schlafen

Ableitung realistischer Behandlungsziele

Aus dem erarbeiteten Bedingungsmodell ergaben sich folgende übergeordnete Behandlungsziele:
- Abbau des Vermeidungsverhaltens,
- Umbewertung der Reizsituation,
- Umstrukturierung dysfunktionaler Kognitionen und
- Rückfallprophylaxe.

Zur Umsetzung dieser Ziele war es zunächst erforderlich, die Patientin umfangreich über die Entstehung und Aufrechterhaltung ihrer Symptomatik zu informieren. Zur Psychoedukation wurde ein Teufelskreismodell der Angst genutzt, das anhand des Beispiels aus der horizontalen Verhaltensanalyse mit der Patientin besprochen wurde. Vor dem Hintergrund der psychoedukativen Informationen wurden grundlegende Mechanismen der Angsttherapie erläutert, wobei besonderer Wert darauf gelegt wurde, die Rolle des Sicherheitsverhaltens der Patientin aufzuklären.

Behandlungsplan

Die Patientin wurde mit einer massierten Konfrontationstherapie behandelt, wobei verschiedene angstauslösende Situationen geübt werden sollten. Die Behandlung erfolgte in einem Block von fünf Tagen. Eventuell auftretende dysfunktionale Gedanken und das Gefühl, eine „Winterdepression“ zu haben, sollten im Anschluss an die Konfrontation disputiert werden. Zur Rückfallprophylaxe wurde eine sechswöchige Selbstkontrollphase geplant, in der die Patientin weitere Situationen aufsuchen und üben sollte, was in einem wöchentlichen therapeutischen Kontakt besprochen wurde.

10.4 Verlaufsdiagnostik und Katamnese

Zur Dokumentation des Angstverlaufs während der Konfrontation bewertete die Patientin für jede Situation, die geübt wurde, ihr Angstniveau vor, während und nach der Situation auf einer visuellen Analogskala (SUDS) von 0 („keine Angst“) bis 10 („stärkste Angst“). Diese Informationen wurden anschließend in Angstkurven übertragen, die den Habituationseffekt verdeutlichen sollten.

Prä-Post-Differenzen in den vorgelegten Selbstratings sowie die Werte zum Katamnesezeitpunkt ein Jahr nach Therapieende sind in Tabelle 26 dargestellt. Es zeigen sich klinisch signifikante Veränderungen in allen angstbezogenen Symptombereichen.

Eine Möglichkeit, um einen schnellen und umfassenden Überblick über Veränderungen der Symptomatik sowie die klinische Signifikanz dieser Veränderungen zu erhalten, stellen grafische Analysen der Prä-Post-Differenzen dar. Abbildung 6 zeigt ein Beispiel für ein solches Auswertungsvorgehen.

grafische Darstellung des Symptomverlaufs

Die Darstellung ist an die Figurationsanalyse nach Grawe (Grawe & Baltensperger, 1998) angelehnt. Hierbei werden Prä-Post-Kurven in den relevanten Maßen für den Patienten berechnet und vor dem Hintergrund der Normwerte einer angemessenen Referenzstichprobe dargestellt. Die Methode erlaubt ebenfalls die Verdeutlichung von Verlaufsmaßen, wie Stundenbögen oder kontinuierlichen Protokollen.

Neben diesen indirekten Indikatoren einer Veränderung ist der (hier nicht vorgenommene) Einsatz einer direkten Veränderungsmessung zur Kontrolle des Therapieverlaufs zu empfehlen. Ein dafür gut geeignetes Instrument ist der Veränderungsfragebogen des Erlebens und Verhaltens (VEV; Zielke & Kopf-Mehnert, 2001). Der Fragebogen erfasst die Stärke und Richtung einer Verhaltensänderung auf den Dimensionen Entspannung – Spannung, Gelassenheit – Unsicherheit und Optimismus – Pessimismus.

Tabelle 26:
Prä-Post-Vergleich der standardisierten Diagnostik

Verfahren	Subskala	Prä-messung*	Post-messung	Katam-nese	Veränderung
SCL-90-R	Somatisierung	62,5	57,5		klinisch signifikant
	Zwanghaftigkeit	54,0	53,0		keine
	Unsicherheit	53,3	53,3		keine
	Depressivität	55,4	54,6		keine
	Ängstlichkeit	68,0	60,0		klinisch signifikant
	Aggressivität	51,7	50,0		keine
	Phobische Angst	67,1	58,6		klinisch signifikant
	Paranoides Denken	51,7	50,0		keine
	Psychotizismus	53,0	52,0		keine
	Global Severity Index	57,9	54,3		keine
BDI	–	3	2	0	keine
BAI	–	18	6	8	klinisch signifikant (Prä/Post)
AKV	ACQ	2,4	1,4	1,6	klinisch signifikant
	BSQ	2,7	1,3	1,6	klinisch signifikant
	MI (allein)	3,4	1,6	1,9	klinisch signifikant
	MI (begleitet)	2,5	1,2	1,2	klinisch signifikant

* SCL-90-R T-Werte (Norm: 40–60), BDI und BAI Rohwerte, AKV Mittelwerte

Katamnese zur Kontrolle der Aufrechterhaltung der Veränderung

Bei der Katamneseerhebung (ein Jahr nach Therapieende) hatte sich die Angststörung stabil zurückgebildet. Die Patientin hatte innerhalb des letzten Jahres noch in einzelnen Situationen Panikanfälle erlebt, die sie jedoch gut verarbeiten konnte, indem sie auf das Nachlassen der Symptome wartete. Angst vor neuerlichen Angstanfällen hatte sie keine mehr, da sie die Symptome als ungefährlich einschätzte. Die Fragebogenwerte blieben stabil auf dem Niveau zum Therapieende.

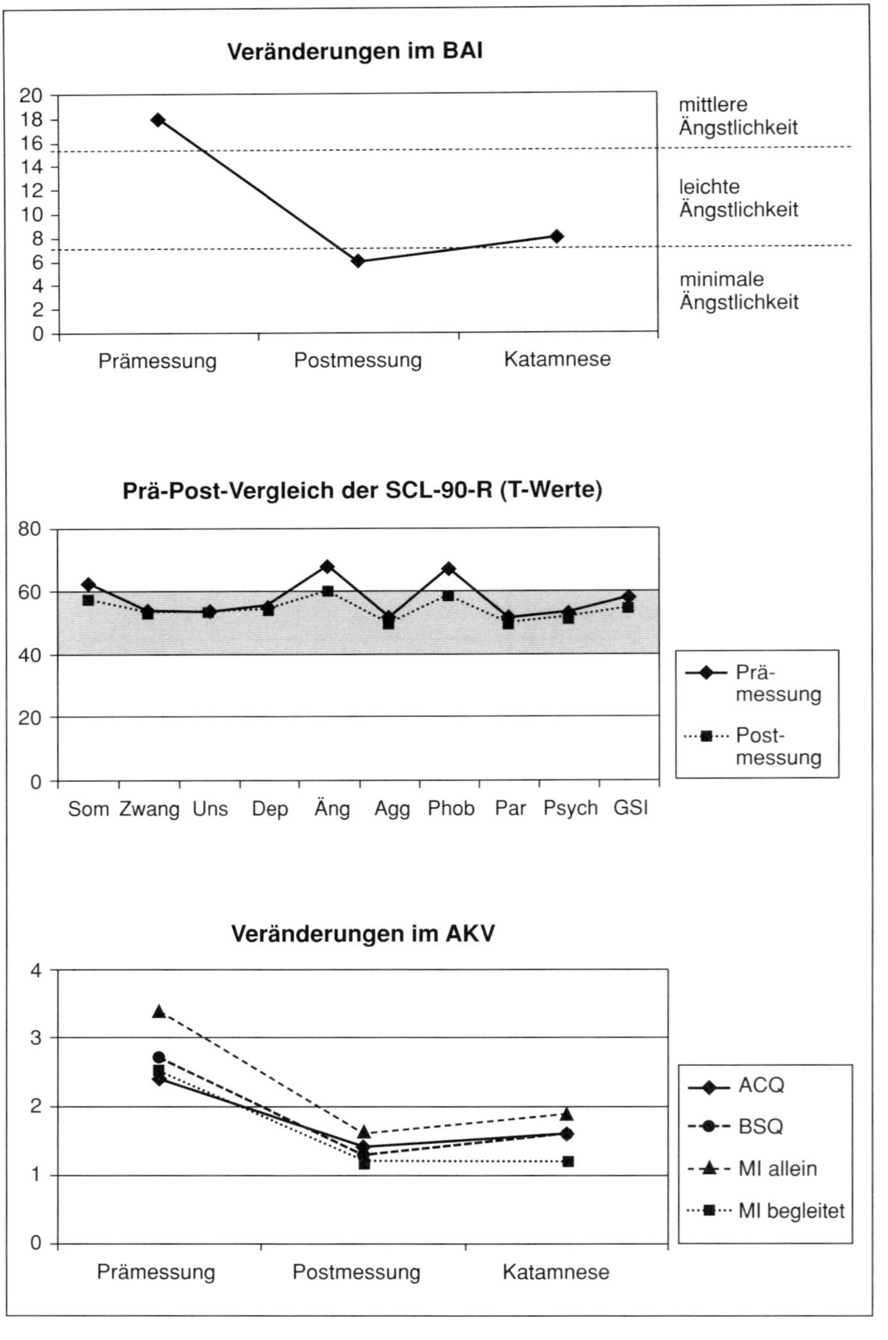

Abbildung 6:
Darstellung zur Verlaufsdiagnostik

11 Angstdiagnostik bei Kindern und Jugendlichen

11.1 Angststörungen bei Kindern und Jugendlichen

viele im Kindesalter auftretende Ängste sind vorübergehend und nicht klinisch relevant

Angstreaktionen im Kindesalter sind ausgesprochen häufig. Elternbefragungen zeigten, dass fast alle Kinder zwischen sechs und zwölf Jahren unter mindestens einer, häufig aber unter mehreren spezifischen Ängsten leiden. In der frühen Kindheit treten dabei vor allem Trennungsängste, Angst vor Fremden oder Dunkelheit auf; ab dem siebten Lebensjahr kommen Tier- und Schulängste als Spezifische Phobien sowie Soziale Phobien und Generalisierte Angststörungen hinzu. Zwischen zwölf und 18 Jahren können schließlich alle Angststörungen, die auch bei Erwachsenen auftreten, vorkommen. Die Häufigkeit Spezifischer Phobien nimmt dabei mit steigendem Alter ab.

Obwohl viele, vor allem frühkindliche Ängste kein klinisch relevantes Ausmaß erreichen, sind Angststörungen unter Kindern und Jugendlichen weit verbreitet. Prävalenzschätzungen gehen davon aus, dass bis zu 20 % der Kinder unter 18 Jahren zumindest einmal im Verlauf ihrer Kindheit an einer behandlungsbedürftigen Angststörung leiden, wobei Mädchen meist mit höherer Wahrscheinlichkeit betroffen sind als Jungen (Essau, Conradt & Reiss, 2004).

Störung mit Trennungsangst als kindliche Angststörung im DSM-IV

Während im DSM-III und im DSM-III-R noch drei kindheitsspezifische Angststörungen definiert waren (Trennungsangst, Überängstlichkeit, Vermeidende Störung), weist das DSM seit der vierten Revision nur noch die Störung mit Trennungsangst als Angststörung des Kindes- und Jugendalters aus. Dabei handelt es sich um eine entwicklungsunangemessene, übermäßige Angst, von wichtigen Bezugspersonen oder von zu Hause getrennt zu sein, die bei ca. 4 % der Kinder unter 18 Jahre auftritt. Für die Diagnose muss das Kind mindestens drei der folgenden Kriterien über einen Zeitraum von mehr als vier Wochen erfüllen:

- wiederholter übermäßiger Kummer bei einer möglichen oder tatsächlichen Trennung von zu Hause oder wichtigen Bezugspersonen,
- andauernde und übermäßige Besorgnis, eine wichtige Bezugsperson zu verlieren,
- andauernde und übermäßige Besorgnis, dass ein Unglück ihn/sie von einer wichtigen Bezugsperson trennen könnte,

– andauernder Widerwillen oder Weigerung, aus Angst vor der Trennung zur Schule oder zu einem anderen Ort zu gehen,
– ständige und übermäßige Furcht oder Abneigung, allein oder ohne wichtige Bezugspersonen zu Hause oder in einem anderen Umfeld zu bleiben,
– andauernder Widerwille oder Weigerung, ohne die Nähe einer wichtigen Bezugsperson schlafen zu gehen oder auswärts zu übernachten,
– wiederholt auftretende Alpträume von Trennung sowie
– wiederholte Klagen über körperliche Beschwerden (Kopfschmerzen, Bauchschmerzen, Übelkeit, Erbrechen), wenn die Trennung von einer wichtigen Bezugsperson bevorsteht oder stattfindet.

Die Diagnose wird nicht vergeben, wenn die Symptome ausschließlich im Rahmen einer tiefgreifenden Entwicklungsstörung, einer Panikstörung mit Agoraphobie, einer Schizophrenie oder einer anderen psychotischen Störung auftreten. Die Diagnose kann nach dem Zeitpunkt des Onsets spezifiziert werden („mit frühem Beginn" vor dem 6. Lebensjahr).

Die anderen beiden im DSM-III enthaltenden Störungen des Kindesalters wurden entsprechenden Störungen im Erwachsenenalter zugeordnet. Überängstlichkeit fällt damit nun unter die Diagnose einer Generalisierten Angststörung; Symptome der Vermeidenden Störung werden als Sozialphobie klassifiziert.

Diagnostik von Angststörungen im Kindesalter mit Besonderheiten verbunden

Darüber hinaus können bei Kindern auch alle anderen Angststörungen analog zum Erwachsenenalter diagnostiziert werden (siehe Kapitel 3.1). Bei der Anwendung der diagnostischen Leitlinien auf Kinder sollten jedoch einige Besonderheiten beachtet werden. Einzelne Symptome des Erwachsenenalters können vorübergehend rein entwicklungsbedingt auftreten. So ist zum Beispiel ein deutliches Unbehagen, vor anderen zu sprechen, bei Kindern und Jugendlichen nicht ungewöhnlich und daher kein Indikator einer Sozialen Phobie. Für das DSM-IV sind die wesentlichen Unterschiede zu den diagnostischen Kriterien bei Erwachsenen in Tabelle 27 zusammengestellt.

Angstdiagnostik nach ICD-10

Nach ICD-10 können drei kindheitsspezifische Angststörungen diagnostiziert werden:
– die emotionale Störung mit Trennungsangst des Kindesalters,
– die phobische emotionale Störung des Kindesalters sowie
– die Störung mit sozialer Ängstlichkeit des Kindesalters.

Für undifferenzierte Erscheinungsbilder stehen die Restkategorien sonstige emotionale Störungen des Kindesalters und nicht näher bezeichnete emotionale Störung des Kindesalters zur Verfügung. Auch in der ICD-10 können andere Angststörungen, wie die Agoraphobie, die Soziale Phobie, die Generalisierte Angststörung, die Zwangsstörung oder Reaktionen auf schwere

Tabelle 27:
Besonderheiten der klassifikatorischen Angstdiagnostik bei Kindern und Jugendlichen nach DSM-IV-TR

Störung	Symptome/ Verhalten	Einsicht	Differenzial-diagnostik
Spezifische Phobie	Angst kann sich in Form von Weinen, Wutanfällen, Erstarren oder Anklammern ausdrücken	Angst muss nicht als unangemessen oder übertrieben erkannt werden	
Soziale Phobie	Angst kann sich in Form von Weinen, Wutanfällen, Erstarren oder Zurückweichen vor der Situation ausdrücken	Angst muss nicht als unangemessen oder übertrieben erkannt werden	– Angst darf nicht nur im Umgang mit Erwachsenen auftreten – es liegt kein Defizit in den entwicklungsgemäßen sozialen Kompetenzen vor
Generalisierte Angststörung	ein Symptom aus sechs ausreichend		beinhaltet seit DSM-IV Überängstlichkeit im Kindesalter
Zwangsstörung		Zwangsgedanken oder Handlungen müssen nicht als übertrieben oder unangemessen erkannt werden	
Posttraumatische Belastungsstörung	– Reaktion auf traumatisches Ereignis kann sich als aufgelöstes, agitiertes Verhalten äußern – Auftreten von Spielen, die wiederholt Themen oder Aspekte des Traumas beinhalten – Auftreten von stark beängstigenden Träumen ohne erkennbaren Inhalt – Traumaspezifische Neuinszenierung		

Belastungen gemäß den klassifikatorischen Leitlinien für Erwachsene diagnostiziert werden. Allgemein gleichen die diagnostischen Kriterien denen des DSM-IV.

schulverweigerndes Verhalten

Nicht in den Klassifikationssystemen enthalten ist schulverweigerndes Verhalten (oder Schulvermeidungsverhalten), das mit einer Prävalenz von etwa 6 % recht häufig auftritt. Symptomatisch treten relativ unspezifische Angstsymptome, wie soziale und generalisierte Ängstlichkeit, somatische Beschwerden, geringer Selbstwert sowie depressive Verstimmungen auf. Diagnostisch ist daher vor allem das schulverweigernde Verhalten zu beachten, wobei sich dies ausdrücken kann, in einer Weigerung, früh zur Schule zu gehen, im vorzeitigen Verlassen der Schule oder im gar nicht zur Schule gehen (Kearney, 1995). Schulverweigerndes Verhalten ist außerdem gekennzeichnet durch eine enge Verbindung zu Impulskontrollstörungen und jugendlicher Delinquenz. Bei der Diagnostik ist zu beachten, dass Schulvermeidungsverhalten als primäres Problem oder im Rahmen anderer Störungen auftreten kann (Kearney, 2002). Differenzialdiagnostisch ist hier vor allem Schulverweigerung im Rahmen von Trennungsangst oder Schulphobien zu beachten. Die Schulphobie äußert sich in unangemessenen oder übertriebenen Ängsten, die sich auf bestimmte mit dem Schulkontext verknüpfte Reize beziehen. Aber auch Soziale Phobien, Generalisierte Angststörungen oder kindliche Depressionen können zu Schulvermeidungsverhalten führen (vgl. Petermann et al., 2002).

Abgrenzung zur Schulphobie

Prüfungsangst

Zu typischen Ängsten bei Kindern und Jugendlichen zählt auch die Prüfungsangst, die sich in verschiedenen kognitiven, somatischen und emotionalen Symptomen während Leistungssituationen äußert. Zu den körperlichen Symptomen zählen Kopfschmerzen, Übelkeit, Schwitzen, Herzrasen und Mundtrockenheit; hinzu kommen Gefühle von Angst, Versagen, Ärger, Depressivität, Hilflosigkeit oder unkontrollierbares Lachen oder Weinen. Auf kognitiver Seite berichten Betroffene von Gedankenrasen, Konzentrationsschwierigkeiten und dem Eindruck, nichts mehr zu wissen. Prüfungsangst geht mit der Vermeidung von Leistungs- und Prüfungssituationen sowie mit höheren Raten von Substanzmissbrauch einher.

Obwohl die Prävalenzraten je nach Erfassungsmethode stark schwanken, kann davon ausgegangen werden, dass Prüfungsangst ein häufiges Problem bei Kindern und Jugendlichen ist (McDonald, 2001), das auch die schulische Leistungsfähigkeit beeinträchtigt. Von Prüfungsangst betroffene Kinder sind häufig sozial ängstlicher, sorgen sich mehr und zeigen mehr somatische Beschwerden als Vergleichsgruppen ohne klinische Ängste. Dementsprechend wiesen Studien Trait-Ängstlichkeit als einen wesentlichen Prädiktor für Prüfungsangst nach, so dass davon ausgegangen werden kann, dass Prüfungsangst Ausdruck einer zu Grunde liegenden allgemeinen Ängstlichkeit ist. Diagnostisch entsprechen Prüfungsängste am ehesten den diagnostischen Kriterien der Sozialen Phobie, da sich die Angst hauptsächlich auf Leistungssituationen und eine mögliche negative Bewertung bezieht.

kann nicht eigenständig diagnostiziert werden

Selektiver Mutismus

Eine seltene Störung, die zu den kindlichen Angststörungen gezählt werden kann, ist die Unfähigkeit, in bestimmten Situationen zu sprechen, wobei in anderen Situationen eine entwicklungsgemäße Sprachfähigkeit besteht (Selektiver Mutismus). In den betroffenen Situationen sind die Kinder häufig ängstlich und schüchtern; sie äußern sich durch Gesten oder nonverbale

Kommunikation, es können jedoch auch einsilbige Äußerungen oder Sprechen mit veränderter Stimme auftreten. Die Störung wird häufig erst nach der Einschulung klinisch auffällig, sollte jedoch nicht im ersten Monat nach der Einschulung diagnostiziert werden, da viele Kinder zunächst schüchtern oder zurückhaltend auf die neue Umgebung reagieren. Selektiver Mutismus führt zu erheblichen Beeinträchtigungen in der schulischen Leistungsfähigkeit und beim Aufbau sozialer Kontakte. Auf Grund der hohen Komorbidität mit Sozialer Phobie wird diskutiert, Selektiven Mutismus als Unterform der Sozialphobie zu klassifizieren (Krysanski, 2003), es gibt jedoch neuere Hinweise, dass trotz hoher Symptomüberlappung phänomenologische Unterschiede zwischen den Störungsbildern bestehen (Manassis et al., 2003).

hohe Komorbiditätsraten zu Depressionen und Substanzkonsum

Analog zu Erwachsenen sind auch bei Kindern und Jugendlichen mit Angststörungen hohe Komorbiditätsraten zu verzeichnen. Depressionen und Somatoforme Störungen sind mit 30 % bzw. 27 % komorbider Fälle am weitesten verbreitet; aber auch zwischen Substanzkonsum, darunter vor allem Alkohol und Cannabis, und Angststörungen besteht eine ausgeprägte Komorbidität (Essau, Karpinski, Petermann & Conradt, 1998). Kinder mit Angststörungen weisen darüber hinaus mit höherer Wahrscheinlichkeit Symptome externalisierender Störungen, wie dem Aufmerksamkeits-Hyperaktivitätssyndrom oder oppositionellen Trotzverhalten, auf. Analog zu Befunden bei Erwachsenen gehen auch bei Kindern und Jugendlichen die Angststörungen den komorbid auftretenden Störungen in der Regel voraus.

Angststörungen bleiben im Gegensatz zu anderen Störungen im Kindesalter trotz guter Therapiemöglichkeiten oftmals unbehandelt, was zu erheblichen Einschränkungen im sozialen, familiären und akademischen Leben führen kann und häufig Folgeprobleme im Erwachsenenalter nach sich zieht.

11.2 Besonderheiten der Angstdiagnostik bei Kindern und Jugendlichen

Probleme der Angstdiagnostik bei Kindern

Angstdiagnostik im Kindes- und Jugendalter ist mit einer Reihe von Problemen unterschiedlicher Art verbunden. Vor allem bei kleineren Kindern ist die Validität von Selbstauskünften zweifelhaft; zum einen, da sie innere Prozesse noch nicht differenziert genug wahrnehmen können und zum anderen, da ihnen die nötigen Vokabeln zum Verbalisieren ihrer Gefühle fehlen. Statt dessen werden häufig nur unspezifische oder gar keine Beschwerden oder Befürchtungen geäußert, was die Diagnosestellung schwierig macht. Umso wichtiger ist es, typische Anzeichen von Angststörungen bei Kindern zu kennen, die sich durchaus vom entsprechenden Symptombild bei Erwachsenen unterscheiden können. Tabelle 28 zeigt eine Zusammenfassung solcher typischen Symptome.

Tabelle 28:
Angstsymptome im Kindesalter modifiziert nach Barrios und Hartmann (1988)

Kognitive Ebene	Verhaltensebene	Physiologische Ebene
– Gedanken an Angst – Gedanken an Monstern – Gedanken an Verletzungen – Bilder von wilden Tieren – Gedanken an eigene Inkompetenz, Unzulänglichkeit – Abwertende Gedanken – Selbstkritische Gedanken	– Nägelkauen – Daumenlutschen – Überflüssige Bewegungen – Starre Körperhaltung – Verkrampfter Kiefer – Zitternde Lippen – Stottern, Zitternde Stimme – Schreien, Weinen – Augenschließen, Vermeidung von Augenkontakt – Weigerung, die Situation aufzusuchen bzw. Weglaufen – Nähe zur Bezugsperson suchen	– Herzrate ↑, Herzklopfen – Handflächenschweiß ↑ – Schwitzen – Hautleitfähigkeit ↑ – Muskelspannung ↑ – Hauttemperatur ↓ – Atemlosigkeit – Kopfschmerzen – Übelkeit, Bauchschmerzen, Erbrechen – Einnässen, Einkoten

Angstdiagnostik bei Kindern muss bestimmten Standards genügen

Auf Grund der Fluktuationen in der kindlichen Entwicklung ist eine reliable Diagnostik häufig schwierig. Isoliert auftretende Symptome können erste Anzeichen für eine Angststörung sein, können jedoch auch entwicklungsbedingt auftreten und remittieren. Daher muss Angstdiagnostik bei Kindern und Jugendlichen besonderen qualitativen Standards genügen. Zu diesen zählen

- die Erfassung mehrerer Symptombereiche, da Komorbidität ein häufiges Problem ist,
- die Möglichkeit, Symptomcluster ohne Überlappungen zu trennen, um eine fundierte Differenzialdiagnostik leisten zu können,
- eine graduelle Beurteilung der Schwere der Störung,
- der Einsatz mehrerer Verfahren und dabei
- der Bezug auf verschiedene Beobachterquellen und
- die Erfassung der Symptomatik in verschiedenen Situationen.

geringe Übereinstimmung von Kinder- und Elternaussagen

Bei der Beurteilung der Schwere der Störung ist zu beachten, dass Kinder die tatsächliche Beeinträchtigung, die aus der Angst und dem Vermeidungsverhalten resultiert, häufig übersehen oder unterschätzen. Dies ist neben den bereits genannten Schwierigkeiten ein weiterer Grund für die Einbeziehung weiterer Informationsquellen, wie beispielsweise Eltern oder Lehrer. Studien zeigen jedoch, dass die Übereinstimmung zwischen Eltern und Kindern in Hinblick auf bestehende Ängste eher gering ist. Eltern tendieren zu einer Unterschätzung der Häufigkeit von Ängsten bei ihren Kindern; es kommt jedoch auch vor, dass Kinder spezifische Ängste nicht berichten. Aus diesem Dilemma heraus wird vorgeschlagen, die Diagnose einer Angststörung zu vergeben, wenn eine Quelle eine dafür ausreichende Symptomatik berichtet.

Die Diagnostik sollte stets zielgerichtet erfolgen, d. h. Art und Umfang der Informationen sollte an den geplanten Interventionen ausgerichtet sein. Leitfragen zur Identifikation therapeutischer Ansatzpunkte können dabei sein:
- Wie sieht die Angstreaktion des Kindes aus?
- In welchen Situationen/unter welchen Umständen treten die Ängste auf?
- Wie reagiert die Umwelt (Eltern, Peers) auf die Ängste?
- Was trägt zur Aufrechterhaltung der Störung bei?

Zur Angstdiagnostik bei Kindern und Jugendlichen stehen prinzipiell drei Verfahrensgruppen zur Verfügung: diagnostische Interviews und Beobachtungsverfahren (inklusive Verhaltenstests), Selbstbeurteilungsfragebogen sowie physiologische Messungen. Psychophysiologische Maße wurden bereits im Kapitel 8 vorgestellt, die anderen Methodengruppen sollen im Folgenden kurz vorgestellt werden.

Interviewverfahren, Fragebögen und Verhaltensbeobachtungen als systematische Ansätze der Angstdiagnostik bei Kindern

11.3 Strukturierte Interview- und Beobachtungsverfahren

Obwohl in der klinischen Praxis meist unstrukturierte Interviews zur Erfassung diagnostischer Informationen eingesetzt werden, empfiehlt sich die Verwendung von halb- oder voll strukturierten Interviews zur Angstdiagnostik (siehe Kapitel 4). Für den Kinder- und Jugendbereich existiert im deutschsprachigen Raum nur eine begrenzte Anzahl strukturierter Interviewverfahren, die eine Erfassung von Angstsymptomen erlauben. Tabelle 29 fasst diese überblicksartig zusammen.

Tabelle 29:
Strukturierte Interviews zur Angstdiagnostik bei Kindern und Jugendlichen

Name*	Inhalt	Altersbereich	Durchführung	Dauer
DISYPS-KJ	Erfassung psychischer Störungen gemäß ICD-10 und DSM-IV	Für Fremdbeurteilung teilweise Normen ab 6 Jahre; Selbstbeurteilung 11–18 Jahre	Diagnosechecklisten + Fremd- und Selbstbeurteilungsbögen	Keine Angaben
Kinder-DIPS	Erfassung psychischer Störungen gemäß ICD-10 und DSM-IV	Ab 6 Jahre	Direkte Kinderbefragung + Elternversion	60–90 min.
CASCAP-D	Erfassung psychopathologischer Auffälligkeiten in Anlehnung an DSM-IV und ICD-10	Ab 6 Jahre	Exploration des Kindes und einer Bezugsperson	Keine Angaben

* vollständiger Titel siehe Text

11.3.1 Diagnostiksystem für psychische Störungen im Kindes- und Jugendalter nach ICD-10 und DSM-IV (DISYPS-KJ)

Döpfner und Lehmkuhl (2000) stellen mit dem „Diagnostiksystem für psychische Störungen im Kindes- und Jugendalter nach ICD-10 und DSM-IV" (DISYPS-KJ; Döpfner & Lehmkuhl, 2000) ein multimodales Beurteilungssystem für die häufigsten Störungsbereiche im Kindesalter vor. Die Ebenen der Beurteilung sind dabei ein Klinikerurteil sowie Fremd- und Selbsteinschätzungen. Die klinische Einschätzung erfolgt anhand von Diagnose-Checklisten, die auf den Forschungskriterien von ICD-10 und DSM-IV beruhen. Das Vorliegen einzelner Symptome wird auf einer vierstufigen Skala (0 – „nicht vorhanden" bis 3 – „sehr stark ausgeprägt") beurteilt. Die Diagnosestellung kann wahlweise nach ICD-10 oder DSM-IV erfolgen.

das klinische Urteil kann durch Selbst- und Fremdbeurteilungen ergänzt werden

Für hyperkinetische Störungen, Störungen des Sozialverhaltens, Angststörungen und depressive Störungen kann die Einschätzung durch Fremdbeurteilungsratings von Eltern und Lehrern sowie bei Kindern ab 11 Jahren durch Selbstbeurteilungsmaße ergänzt werden. Für tiefgreifende Entwicklungsstörungen existiert nur ein Fremdbeurteilungsbogen, da hier eine Selbsteinschätzung nicht sinnvoll wäre. Die Fragebögen fordern die Einschätzung des Schweregrads und der wahrgenommenen Problemstärke relevanter Symptome, ebenfalls auf einer vierstufigen Ratingskala. Alle drei Instrumentengruppen können unabhängig eingesetzt werden; es empfiehlt sich jedoch ein kombiniertes Vorgehen, um das klinische Urteil zu validieren. Informationen zu den psychometrischen Eigenschaften des DISYPS-KJ liegen zurzeit noch nicht vor.

11.3.2 Das Diagnostische Interview für psychische Störungen für Kinder (Kinder-DIPS)

Das Kinder-DIPS ist ein strukturiertes Interview zur Erfassung momentaner und vergangener psychischer Störungen anhand der DSM-IV und ICD-10-Kriterien (Unnewehr, Schneider & Margraf, 1995). Das Mindestalter für die Durchführung liegt bei sechs Jahren. Das Interview besteht aus einem Screening-Teil zur Erhebung der vordergründigen Problematik in den letzten sechs Monaten, einen Teil zur Erfassung spezifischer psychischer Störungen sowie einem Abschnitt zur Anamnese und Familienanamnese. Angststörungen, die mit dem Kinder-DIPS erfasst werden können, sind:
- Störung mit Trennungsangst,
- Panikstörung mit/ohne Agoraphobie,
- Agoraphobie ohne Panikanfälle in der Vorgeschichte,
- Spezifische Phobie,

– Soziale Phobie,
– Zwangsstörung,
– Generalisierte Angststörung,
– Posttraumatische Belastungsstörung.

Darüber hinaus können weitere psychische Störungen des Kindes- und Jugendalters wie expansive Verhaltensstörungen, Störungen der Ausscheidung sowie Affektive Störungen und Essstörungen reliabel diagnostiziert werden.

Kinder- und Elternform

Das Kinder-DIPS liegt in einer Kinder- und einer Elternform vor, wobei beide Versionen etwa 60 bis 90 Minuten Zeit in Anspruch nehmen. Das Interview ist syndromorientiert gegliedert, wobei der Interviewer durch Sprungregeln unnötige Fragen umgehen kann. Die Beurteilung erfolgt als Überprüfung des Vorliegens typischer Symptome sowie durch Einschätzung der Häufigkeit und Intensität des Auftretens. Am Ende jedes Syndrom-Abschnitts erfolgt eine Überprüfung der diagnostischen Kriterien und gegebenenfalls die Diagnosestellung. Durch den flexiblen Aufbau des Interviews sollte die Durchführung für einen reibungslosen Ablauf vorher geübt werden. Das Interview zeichnet sich durch eine gute Beobachterübereinstimmung aus und kann als valide und reliabel gelten.

11.3.3 Psychopathologisches Befundsystem für Kinder und Jugendliche (CASCAP-D)

Das Psychopathologische Befundsystem für Kinder und Jugendliche (CASCAP-D; Döpfner, Berner, Flechtner, Lehmkuhl & Steinhausen, 1998) ist ein teilstrukturiertes Interview, das die Beurteilung kindheitsspezifischer psychopathologischer Merkmale erlaubt. Das CASCAP-D ist die deutsche Fassung der Clinical Assessment Scale for Child and Adolescent Psychopathology und besteht aus dem Befundbogen, einem Glossar und dem Explorationsleitfaden.

Die Fragen des Explorationsleitfadens sind an den diagnostischen Leitlinien von DSM-IV und ICD-10 sowie am AMDP-System orientiert und lassen sich 13 Modulen zuordnen, die nacheinander in unterschiedlichem Umfang abgefragt werden. Diese Module erfassen:
– Interaktion (8 Items),
– regelbezogenes Verhalten (8 Items),
– Entwicklungsstörungen (8 Items),
– Aktivität und Aufmerksamkeit (4 Items),
– Psychomotorik (4 Items),
– Angst (7 Items),
– Zwang (2 Items),

– Stimmung und Affekt (11 Items),
– Essverhalten (6 Items),
– Körperliche Beschwerden (11 Items),
– Denken und Wahrnehmung (13 Items),
– Gedächtnis, Orientierung und Bewusstsein (3 Items) sowie
– Restkategorie für andere Symptome (13 Items).

Kasten 17:
Ausschnitt aus dem Explorationsleitfaden des CASCAP-D

7	**Zwang**[1)]		Gehen Dir immer wieder bestimmte Gedanken durch den Kopf oder musst Du bestimmte Dinge ständig wiederholen, ohne dass Du Dich davon lösen kannst?
7.1	Zwangsgedanken	Sf	Gehen Dir immer wieder bestimmte Gedanken durch den Kopf, von denen Du Dich kaum lösen kannst, so dass Du andere Dinge gar nicht mehr tun kannst (z. B. dass Du von Keimen angesteckt wirst oder dass etwas Schlimmes passiert)?
7.2	Zwangshandlungen	SF	Musst Du bestimmte Handlungen ständig wiederholen, obwohl sie eigentlich unsinnig sind, z. B. Hände waschen oder etwas kontrollieren?

1) Falls sich spontan keine Hinweise auf Auffälligkeiten in diesem Bereich ergeben, sollte die Merkmalsgruppe erst ab dem Alter von 6 Jahren exploriert werden.

Verhaltensbeobachtung in der Untersuchungssituation zur klinischen Einschätzung

Nicht alle Fragen werden anhand der Aussagen des Kindes exploriert; einzelne Symptome sollen durch klinische Beobachtung erfasst werden. Besonderen Wert legt das CASCAP-D auf die differenzielle Erfassung des Verhaltens in der Untersuchungssituation und in anderen Situationen, da die Autoren davon ausgehen, dass das Kind kontextspezifisch Symptome zeigt. Zur Beurteilung der Ausprägung psychopathologischer Merkmale steht mit dem Glossar eine ausführliche Operationalisierungshilfe mit Beispielen zur Verfügung. Die Einschätzung erfolgt auf einer vierstufigen Skala (0 = „nicht vorhanden“ bis 3 = „stark“); einzelne Bereiche können auch als global unauffällig bewertet werden. Für die Exploration der Merkmale in anderen als der Untersuchungssituation steht ein Interviewleitfaden für eine Bezugsperson zur Verfügung.

Eine psychometrische Überprüfung des CASCAP-D erfolgte bislang an klinischen Stichproben nur in Vorversionen. Die Reliabilität der einzelnen Skalen lag dabei in einem befriedigenden bis sehr guten Bereich, wobei die Skalen zur Erfassung externaler Symptome allgemein besser abschnitten als die Skalen, die internale Symptomatik beinhalten.

11.3.4 Beobachtungsmethoden

Neben den strukturierten Interviews sind standardisierte Beobachtungsmethoden bei Kindern und Jugendlichen eine wertvolle Ergänzung zur Diagnostik. Beobachtungsverfahren für Kinder lassen sich in Beobachtungsratingskalen, Checklisten für Verhalten, Globaleinschätzungen und Verhaltenstests (BAT, siehe Kapitel 8.2) einteilen.

Fremdbeurteilung durch Eltern oder Lehrer

Im deutschsprachigen Raum gibt es eine Reihe von Fremdbeurteilungsverfahren zur Einschätzung angstrelevanten Verhaltens bei Kindern, die vor allem durch Eltern und Lehrer zu bearbeiten sind. Eine Auswahl der wichtigsten Verfahren bietet Tabelle 30.

Tabelle 30:
Fremdbeurteilungsskalen für Kinder und Jugendliche

Name	Quelle	Skalen/Bereiche	Urteiler	Altersbereich	Itemzahl
Verhaltensbeurteilungsbogen für Vorschulkinder	Döpfner, Berner, Fleischmann, & Schmidt, 1993	– sozial-emotionale Kompetenzen, – oppositionell-aggressives Verhalten, – Aufmerksamkeitsschwäche/Hyperaktivität, – emotionale Auffälligkeiten	Eltern/ Erzieher	3–6 Jahre	53/93
Elternexplorationsbogen für sozial unsichere Kinder	Petermann & Petermann, 2003	– kindliche Entwicklung, – soziale Beziehungen, – Verhaltensbesonderheiten, – schulisches Verhalten, – Beziehung zu Geschwistern, – Eltern-Kind-Beziehung	Eltern	ab 5 Jahre	71

Neben der diagnostischen Beurteilung phobischer Störungen liegt ein wesentlicher Anwendungsbereich für Verhaltenstests im Kindesalter in der

Einsatz von BATs im Kindesalter

Erfassung von Behavioral Inhibition. Wie bereits in Kapitel 1 beschrieben, versteht man unter Behavioral Inhibition (oder Verhaltenshemmung) eine überdauernde Neigung, in unbekannten Situationen mit Angst und Rückzug zu reagieren (Kagan, Reznick, Clarke, Snidman & Garcia-Coll, 1984). Da es sich um ein frühkindliches Verhalten handelt, ist die Verhaltensbeobachtung die einzig valide Möglichkeit, Verhaltenshemmung zu erfassen. Für die Verhaltensbeobachtung wird das Kind in eine ihm fremde Situation gebracht, wobei ein vorher definiertes Verhalten in seiner Ausprägung beobachtet wird. Für 2- bis 4-jährige Kinder beispielsweise könnte ein solcher Verhaltenstest darin bestehen, dass das Kind in einen ihm unbekannten Raum mit unbekannten Gegenständen gebracht wird. Erhoben wird unter anderem die Anzahl an Gegenständen, mit denen das Kind spielt. Bei wenigen Gegenständen wird von einem höheren Ausmaß von Verhaltenshemmung ausgegangen. Darüber hinaus können Ablenkbarkeit, Vokalisationen und Häufigkeit von Lächeln als Parameter von Behavioral Inhibition beobachtet werden (vgl. Biederman et al., 2001).

11.4 Fragebogenverfahren

Der Einsatz allgemeiner Selbstbeurteilungsfragebögen für Angststörungen bei Kindern und Jugendlichen ist kritisch, da normative Daten für jüngere Altersgruppen häufig fehlen. Es empfiehlt sich daher, auf speziell für Kinder entwickelte Verfahren zurück zu greifen. Tabelle 31 bietet einen Überblick über deutschsprachige Verfahren, die im Anschluss noch näher vorgestellt werden.

Tabelle 31:
Fragebogenverfahren zur Angstdiagnostik bei Kindern und Jugendlichen

Symptombereich	Name*	Inhalt	Skalen	Altersgruppe	Itemzahl/ Bearbeitungsdauer
Screening-Verfahren	SCAS	Screening auf Angstsymptome gemäß DSM-IV	– Trennungsangst, – Soziale Phobie, – Zwangsstörung, – Panik/Agoraphobie, – Angst vor Verletzungen, – Generalisierte Angststörung	8–12	38 Items, 10–15 Minuten
	SCARED	Screening für ausgewählte Angststörungen	– Panik/Somatisierung, – GAS, – Trennungsangst, – Soziale Phobie, – Schulphobie,	7–18	41 Items, 10 Minuten

Tabelle 31:
Fragebogenverfahren zur Angstdiagnostik bei Kindern und Jugendlichen (Fortsetzung)

Symptom-bereich	Name*	Inhalt	Skalen	Alters-gruppe	Itemzahl/ Bear-beitungs-dauer
Scree-ning-Verfahren	SPS	Screening psychischer Störungen im Jugendalter	– Aggressiv-dissoziales Verhalten, – Ärgerkontroll-probleme, – Ängstlichkeit/Depres-sivität, – Selbstwertprobleme	11–16	32 Items, 5 bis 15 Minuten
	KAT-II	Trait-Ängst-lichkeit, Erwartungs-angst und Angst-reaktionen	A: Ängstlichkeit P: Erwartungsangst R: retrospektive Angst-schilderung	9–15	44 Items, 10 bis 30 Minuten
Spezifi-sche Phobie	PHOKI	verschiedene Spezifische Phobien	– Angst vor Gefahren/ Tod, – Trennungsängste, – Soziale Ängste, – Angst vor Bedroh-lichem, – Tierphobien, – Angst vor med. Ein-griffen, – Schul- und Leistungs-angst	8–18	96, 15 Minu-ten
Soziale Phobie	SASC-R-D	Erfassung sozialer Ängstlichkeit	– Furcht vor negativer Bewertung, – Vermeidung von und Belastung durch soziale Situationen	8–16	18 Items; 10–25 min
	SPAIK	Diagnose-stellung	– Interaktionssituatio-nen, – Leistungssituatio-nen, – kognitive und soma-tische Symptome	8–16	26 Items; 20 min
Generali-sierte Angst-störung	PSWQ-C	Ausmaß und Unkontrollier-barkeit pa-thologischer Sorgen	keine	6–18	14 Items

Tabelle 31:
Fragebogenverfahren zur Angstdiagnostik bei Kindern und Jugendlichen (Fortsetzung)

Symptombereich	Name*	Inhalt	Skalen	Altersgruppe	Itemzahl/ Bearbeitungsdauer
Zwang	CY-BOCS	Beurteilung des Schweregrads von Zwangssymptomen	– Checkliste für Zwangsgedanken und -handlungen, – Skala zum Schweregrad von Zwangsgedanken, – Skala zum Schweregrad von Zwangshandlungen, – Assoziierte Merkmale	ab 6 Jahre	19 Items, 30–60 min
	Leyton Obessional Inventory – Children	Zwangssymptome, Widerstandstendenzen und Beeinträchtigung	keine	n. b.	44 Items
Posttraumatische Belastungsstörung	CAPS-C	Häufigkeit und Intensität von PTB-Symptomen	keine	ab 8 Jahre	17 Items
	CPTSD-RI	Symptome posttraumatischer Belastungsreaktionen	– Wiedererleben – Vermeidung – Übererregung	6–16	20 Items

* ausführlicher Name und Referenz siehe Text

11.4.1 Screening-Verfahren

Screening erlaubt keine Diagnosestellung

Die *Spence Children Anxiety Scale* (SCAS) und der *Screen for Child Anxiety Related Emotional Disorders* (SCARED) sind Verfahren zum Screening typischer Angststörungen in der Kindheit und Jugend (Essau, Muris & Ederer, 2002). Die Items orientieren sich an den diagnostischen Kriterien des DSM-IV und erlauben daher die Abschätzung des Vorliegens kindlicher Angststörungen, nicht jedoch die Diagnosestellung.

Der SCAS enthält
- sechs Items zur Erfassung von Trennungsangst (z. B. „Ich hätte Angst, allein zu Hause zu sein"),
- sechs Items zur Erfassung von Sozialer Phobie (z. B. „Ich habe Angst, wenn ich auf eine öffentliche Toilette gehen muss"),
- sechs Items zu Zwangssymptomen (z. B. „Schlimme oder dumme Gedanken bekomme ich nicht aus meinem Kopf"),
- sechs Items zur Erfassung Generalisierter Ängste (z. B. „Wenn ich ein Problem habe, bekomme ich ein komisches Gefühl im Bauch"),
- neun Items zu Panik und Agoraphobie (z. B. „Ich habe plötzlich das Gefühl, dass ich keine Luft mehr bekomme, obwohl es keinen Grund dafür gibt") und
- fünf Items zur Erfassung von Ängsten vor körperlicher Verletzung (z. B. „Ich habe Angst vor Hunden").

Die Items werden auf einer vierstufigen Skala (0 – „niemals" bis 3 – „immer") eingestuft und können skalenweise ausgewertet oder zu einem Gesamtwert aufsummiert werden, der die allgemeine Ängstlichkeit angibt.

Der SCARED wurde zur Erfassung von
- Panikstörungen,
- Generalisierter Angststörung,
- Sozialer Phobie,
- Trennungsangst und
- Schulangst

als kindheitsspezifische Symptombereiche entwickelt, wobei die Einschätzung der Symptomschwere auf einer dreistufigen Skala erfolgt. Die ursprüngliche 85 Items umfassende Form wurde später auf 38 bzw. 41 Items gekürzt, wobei die psychometrische Überprüfung der deutschen Übersetzung des SCARED eine 6-Faktorenstruktur ergab. Neben den oben genannten Skalen ließen sich die Items zur Trennungsangst zwei Subskalen zuordnen: „Angst vor Trennung" und „Sorge über drohendes Unheil".

Die weitere psychometrische Überprüfung der übersetzten Verfahren ergab hohe interne Konsistenzen von Cronbach $\alpha = .92$ (SCAS) und $\alpha = .91$ (SCARED) für den jeweiligen Gesamtangstwert, wobei die interne Konsistenz der einzelnen Skalen jedoch deutlich geringer ausfiel (SCAS: $\alpha =$ .57 bis .82; SCARED: $\alpha = .66$ bis .82). Beide Fragebögen korrelieren auf den jeweils korrespondierenden Skalen miteinander und mit anderen angstrelevanten Maßen, so dass von einer ausreichenden Validität ausgegangen werden kann. Eine Überprüfung in klinischen Stichproben steht jedoch noch aus. Die deutsche Übersetzung beider Fragebögen ist bislang unveröffentlicht.

Das *Screening psychischer Störungen im Jugendalter* (SPS-J, Hampel & Petermann, 2005) zielt allgemein auf die Erfassung psychischer Störungen

Erfassung internalisierender und externalisierender Störungen im Kindes- und Jugendalter

im Jugendalter und enthält neben den Skalen „aggressiv-dissoziales Verhalten", „Ärgerkontrollprobleme" und „Selbstwertprobleme" einen Subtest zur Ängstlichkeit/Depressivität. Neben einer skalenweisen Auswertung ist die Bildung eines Gesamtwerts über alle Skalen möglich, der ein globales Maß zur Einschätzung der Psychopathologie darstellt.

Die interne Konsistenz der einzelnen Skalen liegt mit Cronbach $\alpha = .76$ und $\alpha = .85$ in einem befriedigenden bis guten Bereich, während die Retest-Reliabilität des Verfahrens mit $r_{tt} = .55$ bis .73 als befriedigend eingestuft werden kann. Auf Grund der kurzen Bearbeitungsdauer von fünf bis 15 Minuten ist der SPS-J ein ausgesprochen ökonomisches Verfahren, das zuverlässig und valide eine Erfassung internalisierender und externalisierender Störungen im Jugendalter erlaubt. Für den Altersbereich der elf- bis 16-Jährigen liegen geschlechtsspezifische Normen vor.

dispositionelle Ängstlichkeit, Erwartungsangst und Angstreaktionen

Allgemeine Ängstlichkeit und Zustandsängste können mit dem *Kinder-Angst-Test II* (KAT-II, Thurner & Tewes, 2000) erfasst werden. Das Verfahren besteht aus drei Einzelskalen. Die Ängstlichkeitsskala (Skala A) dient der Messung der dispositionellen Ängstlichkeit und kann bei hohen Werten als Indikator für ein erhöhtes Risiko für Angststörungen betrachtet werden. Neu gegenüber dem KAT I sind die beiden Angstzustandsskalen, die eine Einschätzung von Erwartungsangst vor gefürchteten Situationen (Skala P, prospektiv) und von tatsächlichen Angstreaktionen nach einer Angstepisode (Skala R, retrospektiv) erlauben. Die Skalen können unabhängig voneinander eingesetzt werden, auch wenn für eine umfassende Verhaltensdiagnostik der Einsatz von Skala P und R gemeinsam empfohlen wird.

Die Skalen des KAT-II sind für Kinder im Alter von neun bis 15 Jahren normiert, wobei Prozentrangwerte und Centile getrennt nach Geschlecht zur Verfügung stehen. Die Reliabilität der Skalen kann als befriedigend bis gut eingeschätzt werden (Cronbach $\alpha = .77$ bis . 81), wobei die Retest-Reliabilität der Trait-Skala A bei $r_{tt} = .80$ liegt.

Die Bearbeitungsdauer für die Ängstlichkeitsskala liegt in Abhängigkeit von der Lesefähigkeit des Kindes zwischen fünf und 15 Minuten. Für die beiden Zustandsskalen ist je etwa die Hälfte der Zeit einzuplanen.

11.4.2 Trennungsangst, Panikstörung und Agoraphobie

Als Indikator für Trennungsangst sowie der Neigung zu Panikattacken kann der *Kinder-Angstsensitivitätsindex* (KASI; Schneider & Silverman, in Vorbereitung) eingesetzt werden, der eine Modifikation des Anxiety Sensitivity Index (ASI) darstellt. Der KASI erfasst mit 18 Items mögliche Reaktionen auf Angst und damit verbundene körperliche Symptome. Die Items werden auf einer dreistufigen Skala (1 – „nie", 2 – „manchmal", 3 – „häufig") bewertet und zur Auswertung aufsummiert. Der Fragebogen kann Kindern ab acht Jahren in Abhängigkeit von ihrer Lesefähigkeit vorgelegt werden. Kleineren Kindern kann der KASI unter Umständen vorgelesen werden, da die Items relativ einfach formuliert sind (z. B. „Es macht mir Angst, wenn mein Herz schnell schlägt.").

Der KASI verfügt über eine befriedigende interne Konsistenz von $\alpha = .80$ (Schneider & Hensdiek, 2003).

11.4.3 Spezifische Phobien

Zur Erfassung spezifischer Phobien im Kindesalter steht mit dem *Phobiefragebogen für Kinder und Jugendliche* (PHOKI; Döpfner, Schnabel & Ollendick, in Vorbereitung), der Übersetzung des Fear Survey Schedule for Children – Revised (Ollendick, 1983), ein umfassendes Inventar zur Verfügung. Der PHOKI besteht aus 96 Items, die Ängste aus sieben Bereichen auf einer dreistufigen Antwortskala erfassen:

Erfassung typischer Phobien des Kindesalters

- Angst vor Gefahren und Tod,
- Trennungsängste,
- Soziale Ängste,
- Angst vor Bedrohlichem und Unheimlichem,
- Tierphobien,
- Angst vor medizinischen Eingriffen sowie
- Schul- und Leistungsängste.

Nicht im Fragebogen enthaltende Ängste können anhand zweier offener Fragen beschrieben werden. Die Auswertung erfolgt einzeln für die sieben Skalen, für die alters- und geschlechtsspezifische Normen vorliegen (Bereich 8 bis 18 Jahre). Zusätzlich lässt sich ein Gesamtwert berechnen. Die internen Konsistenzen der einzelnen Skalen liegen zwischen $\alpha = .70$ und $\alpha = .90$.

11.4.4 Soziale Phobie

Die deutsche Fassung der *Social Anxiety Scale for Children Revised* (SASC-R-D; La Greca & Stone, 1993; dt. Melfsen & Florin, 1997) dient der Messung sozialer Ängstlichkeit. Der Fragebogen beinhaltet 18 Items, die auf einer fünfstufigen Skala („nie" bis „immer") bewertet werden. Konzeptionell wird soziale Ängstlichkeit als zweifaktorielles Konstrukt mit den Skalen „Furcht vor negativer Bewertung" sowie „Vermeidung von und Belastung durch soziale Situationen" operationalisiert. Der Fragebogen ist für Kinder zwischen acht und 16 Jahren geeignet und nimmt je nach Altersstufe zehn bis 25 Minuten Bearbeitungszeit in Anspruch.

Die Auswertung erfolgt durch Aufsummierung der Itemwerte getrennt für die beiden Skalen. Geschlechts- und altersspezifische Normen liegen vor. Die interne Konsistenz beträgt $\alpha = .83$ für die Skala „Angst vor negativer Bewertung“ (Beispielitem: „Ich habe Angst, dass andere Jungen und Mädchen mich nicht mögen.“) und $\alpha = .71$ für die Skala „Vermeidung von und Belastung durch soziale Situationen“ (Beispielitem: „Ich spreche nur mit Jungen und Mädchen, die ich gut kenne.“). Eine Studie belegte signifikante Korrelationen zu anderen Maßen sozialer Angst, wie dem SPAIK, jedoch nur geringe Zusammenhänge mit einem Außenkriterium (Lehrerbeurteilung; Melfsen, 1998).

Das *Sozialphobie und -angstinventar für Kinder* (SPAIK; Melfsen, Florin & Warnke, 2001) ist die deutsche Version des Social Phobia and Anxiety Inventory for Children (Beidel, Turner & Morris, 1995), das zur Selbstbeurteilung sozialer Ängste bei Kindern entwickelt wurde. Die Skala besteht aus 26 Items, die jeweils auf einem dreistufigen Rating („nie oder selten“, „manchmal“, „meistens oder immer“) eingeschätzt werden. Die Items orientieren sich stark an den internationalen Diagnosekriterien der Sozialen Phobie.

Der Fragebogen kann als Einzel- oder Gruppentestung durchgeführt werden und dauert ca. 20 Minuten. Die Auswertung erfolgt durch Aufsummierung der Items, wobei „Interaktionssituationen“, „Leistungssituationen“ und „kognitive und somatische Symptome“ differenziert ausgewertet werden können. Es existieren geschlechtsspezifische Normen für Kinder und Jugendliche zwischen acht und 16 Jahren; allerdings fehlt die Angabe eines Cut-offs zur Festlegung eines klinisch relevanten Ausmaßes an Angst.

keine Cut-off-Werte

Der SPAIK verfügt über gute psychometrische Eigenschaften (interne Konsistenz $\alpha = .91$; Retest-Reliabilität nach zwei Wochen $r_{tt} = .85$) und korreliert mit anderen Maßen sozialer Ängstlichkeit. Eine Studie mit unauffälligen Kindern, Kindern mit subklinischen sozialen Ängsten und Ängsten mit Sozialphobie belegte zudem die diskriminante Validität des Fragebogens (Melfsen, Florin & Walter, 1999).

11.4.5 Generalisierte Angststörung

Pathologisches Sorgen als wesentliches Merkmal der Generalisierten Angststörung kann bei Kindern zwischen sechs und 18 Jahren mit dem *Penn State Worry Questionnaire for Children* (PSWQ-C; Chorpita et al., 1997; Chorpita, 2003) erfasst werden. Eine deutsche Übersetzung des Verfahrens ist in Kasten 18 abgedruckt.

Zur Konstruktion des PSWQ-C wurden die Items des Original-PSWQ so umformuliert, dass sie für Kinder verständlich wurden. Zusätzlich wurde

Kasten 18:
Der Penn State Worry Questionnaire – Kinderform

Anleitung: In diesem Fragebogen geht es um Sorgen. Sorgen machst du dir, wenn du vor etwas Angst hast und viel darüber nachdenkst. Manchmal sorgen sich die Leute über die Schule, ihre Familie, ihre Gesundheit, Dinge, die in der Zukunft passieren oder andere Sachen. Kreise für jeden Satz, den du liest, die Antwort ein, die am besten beschreibt, wie gut der Satz auf dich zutrifft.

	trifft nie zu	**trifft manchmal zu**	**trifft meistens zu**	**trifft immer zu**
1. Meine Sorgen stören mich wirklich.	☐	☐	☐	☐
2. Ich neige nicht dazu, mir über Dinge Sorgen zu machen.	☐	☐	☐	☐
3. Viele Dinge bereiten mir Sorgen.	☐	☐	☐	☐
4. Ich weiß, ich sollte mir keine Sorgen machen, aber ich kann einfach nichts dagegen tun.	☐	☐	☐	☐
5. Wenn ich unter Druck stehe, mache ich mir viele Sorgen.	☐	☐	☐	☐
6. Über irgendetwas mache ich mir immer Sorgen.	☐	☐	☐	☐
7. Ich finde es ist einfach, Sorgen zu beenden, wenn ich möchte.	☐	☐	☐	☐
8. Wenn ich eine Sache beendet habe, fange ich an, mich über alles andere zu sorgen.	☐	☐	☐	☐
9. Ich mache mir nie über etwas Sorgen.	☐	☐	☐	☐
10. Ich war schon immer jemand, der sich viele Sorgen macht.	☐	☐	☐	☐
11. Mir fällt auf, dass ich mir über einiges Sorgen gemacht habe.	☐	☐	☐	☐
12. Wenn ich erst einmal anfange, mir Sorgen zu machen, kann ich nicht mehr damit aufhören.	☐	☐	☐	☐
13. Ich mache mir die ganze Zeit über Sorgen.	☐	☐	☐	☐
14. Ich sorge mich über Dinge so lange, bis sie komplett erledigt sind.	☐	☐	☐	☐

die fünfstufige Urteilsskala durch verbale Anker ersetzt und auf vier Stufen reduziert. Auf Grundlage faktorenanalytischer Untersuchungen wurden zusätzlich zwei der ursprünglich 16 Items aus dem Fragebogen entfernt.

Die resultierenden 14 Items erfragen dabei keine spezifischen Sorgeninhalte, sondern sollen lediglich das Ausmaß und die erlebte Unkontrollierbarkeit der Sorgen erfassen. Dabei kann von einer reliablen und validen Messung des Zielkonstrukts ausgegangen werden (Chorpita et al., 1997; Muris, Meesters & Gobel, 2001). Der PSWQ-C-Score korreliert insbesondere mit Maßen der Generalisierten Angststörung, wobei Kinder mit GAS höhere Werte erreichen als Kinder mit anderen Angststörungen. Muris et al. (2001) geben darüber hinaus normative Vergleichswerte für Kinder zwischen acht bis zwölf Jahren an.

Auswertung:
Bildung eines Gesamtsummenwerts, wobei die Werte 0 bis 3 den Skalenankern zugeordnet werden; Items 2, 7, und 9 müssen umkodiert werden.

Hinweise zur Auswertung und aktuelle Vergleichswerte/Normen auch unter: http://www.tu-dresden.de/angstfragebogen.

11.4.6 Zwangsstörungen

Bestimmung der Art, des Ausmaßes und der Kontrolle der erlebten Zwangssymptome sowie der resultierenden Beeinträchtigung

Für die Beurteilung des Ausmaßes einer vorliegenden Zwangssymptomatik im Kindesalter bietet sich die *Children's Yale-Brown Obsessive Compulsive Scale* (CY-BOCS) in der deutschen Bearbeitung von Döpfner (1999) an. Das Verfahren enthält zunächst Checklisten mit typischen Zwangsgedanken und Zwangshandlungen, die zur Bestimmung der Art des Zwanges dienen. Ein zweiter Teil enthält getrennt für Zwangsgedanken und Zwangshandlungen je fünf Items, mit denen das Ausmaß des Symptomatik, die resultierende Beeinträchtigung, der Widerstand und die Kontrolle über die Zwangssymptome eingeschätzt werden kann (vgl. Kasten 19). Schließlich erfasst die CY-BOCS mit der Symptomatik assoziierte Merkmale und Auffälligkeiten, wie Krankheitseinsicht, Vermeidungsverhalten oder übersteigertes Verantwortlichkeitsgefühl. Zusätzlich kann am Ende auf je einer Skala ein klinisches Urteil zum Schweregrad und Verlauf der Störung sowie zur Zuverlässigkeit der erhobenen Informationen abgegeben werden.

Die Durchführung erfolgt als Interview und dauert in Abhängigkeit von der Mitarbeit des Patienten 30 bis 60 Minuten. Beurteilerübereinstimmung und

Reliabilität des Verfahrens sind mit Ausnahme der Subskala für Zwangshandlungen (ICC = .66) als gut einzuschätzen. Die CY-BOCS korreliert mit anderen Zwangsfragebögen, jedoch deutlich geringer mit Depressionsmaßen, was ihre diskriminante Validität bestätigt.

Kasten 19:
Item „Resistenz gegen Zwangsgedanken" (CY-BOCS)

„Wie stark versuchst Du, gegen die Gedanken anzukämpfen, sie zu stoppen oder sie einfach nicht zu beachten?"

0 gibt sich Mühe, immer zu widerstehen oder Symptome sind so minimal, dass es nicht nötig ist, ihnen zu widerstehen

1 versucht, die meiste Zeit zu widerstehen

2 macht einige Anstrengungen zu widerstehen

3 gibt allen Zwangsgedanken nach, ohne den Versuch sie zu kontrollieren, aber tut dies mit einigem Widerwillen

4 komplettes und bereitwilliges Nachgeben bei allen Zwangsgedanken

Mit der deutschen Form des *Leyton Obsessional Inventory* (Steinhausen, 1988) steht ein zweites Verfahren zur Erfassung von Zwangssymptomatiken zur Verfügung, das sich durch seine kindgerechte Durchführung auszeichnet. Die 44 Items, die neben wiederkehrenden Gedanken und Zwangshandlungen Wiederholungstendenzen, Entscheidungsprobleme und magische Spiele erfassen, sind einzeln auf Kärtchen gedruckt, die das Kind in dafür vorgesehene „Ja"- bzw. „Nein"-Kästchen werfen soll. Mit „Ja" beantwortete Items müssen zusätzlich auf einer fünfstufigen Skala hinsichtlich Widerstandstendenzen und auf einer vierstufigen Skala hinsichtlich der entstehenden Beeinträchtigung beurteilt werden.

sehr kindgerechte Durchführung

Das Verfahren gilt als änderungssensitiv und reliabel. Bei der Beurteilung der Zwangssymptome durch Kliniker scheint die Validität jedoch eingeschränkt.

11.4.7 Posttraumatische Belastungsstörungen

Speziell für die Erfassung posttraumatischer Syndrome wurde die *Clinician Administered PTSD Scale for Children* (CAPS-C; Nader, Blake & Kriegler, 1994) entwickelt, die in einer deutschen Übersetzung von Steil, Gundlach und Müller (1998) vorliegt. Das Interview erfasst das Vorliegen einer Traumatisierung nach DSM-IV sowie die Häufigkeit und Intensität der auftretenden Symptome.

Diagnosestellung möglich

Eine Durchführung des Interviews ist mit Kindern ab acht Jahren möglich. Das Kind wird zunächst aufgefordert, das traumatische Erlebnis zu beschreiben. Im Anschluss erfolgt eine Abfrage der 17 DSM-IV-Kriterien für die Posttraumatische Belastungsstörung, die nach Aussagen des Kindes auf einer fünfstufigen Skala (0 bis 4) hinsichtlich ihrer Häufigkeit und der Intensität vom Interviewer beurteilt werden. Für die Diagnosestellung gilt ein Symptom als gegeben, wenn die Häufigkeit mindestens mit 1 bewertet wird. Psychometrische Daten zur CAPS-C liegen nur eingeschränkt vor, weisen aber auf eine gute Reliabilität (Cronbach $\alpha = .88$) und Validität hin. In Deutschland ist die CAPS-C noch unveröffentlicht.

Beim *Child post-traumatic stress disorder reaction index* (CPTSD-RI, Frederick, Pynoos & Nader, 1992) handelt es sich um ein Selbstbeurteilungsinstrument für posttraumatische Belastungsreaktionen, das jedoch keine Diagnosestellung nach DSM-IV oder ICD-10 erlaubt. Er besteht aus 20 Items, die je auf einer fünfstufigen Skala beurteilt werden. Gemäß den drei Symptomkategorien des DSM-IV lassen sich drei Subksalen „Wiedererleben", „Vermeidung" und „Übererregung" sowie ein Gesamtscore für die Symptomatik durch Aufsummieren aller Items berechnen. Es existiert ein Cutoff für eine klinisch relevante Ausprägung der Symptomatik sowie Intervalle zur Einschätzung der Schwere der Symptomatik. Der CPTSD-RI ist in Deutschland noch nicht veröffentlicht, wurde jedoch für eine Studie übersetzt (Landolt et al., 2003), in der die deutsche Version eine interne Konsistenz von $\alpha = .82$ erbrachte.

11.5 Fragebogenverfahren für Leistungs-, Schul- und Prüfungsangst

Erfassung schulbezogener Ängste

Der *Angstfragebogen für Schüler* (AFS; Wieczerkowski, Nickel, Janowski, Fittkau & Rauer, 1981) zielt auf die Erfassung dreier Bereiche von Angst und Unlustgefühlen bei Kindern und Jugendlichen zwischen neun und 17 Jahren:

- allgemeine/manifeste Angst (15 Items),
- Prüfungsangst (15 Items) und
- Schulunlust (10 Items).

Der Fragebogen beinhaltet darüber hinaus zehn Items zur Prüfung sozial erwünschten Antwortverhaltens, so dass insgesamt 50 Aussagen zu bewerten sind. Für die Beurteilung steht ein alternatives Antwortformat zur Verfügung („stimmt“ vs. „stimmt nicht“). Die Bearbeitungsdauer wird auf zehn bis 25 Minuten geschätzt. Ergänzend existieren für alle Faktoren Fremdeinschätzungsskalen, die eine Erfassung der Informationen aus einer zweiten Perspektive (z. B. Lehrer) erlauben. Der AFS kann als Gruppenverfahren zur Erfassung der Angstatmosphäre in Schulklassen eingesetzt werden. Die interne Konsistenz des AFS ist mit $\alpha = .67$ bis .85 als befriedigend zu beurteilen. Selbst- und Fremdeinschätzung der angstrelevanten Faktoren korrelieren nur gering zwischen $r = .15$ und $r = .31$. Normen liegen als T- und Prozentrangwerte vor, die jedoch vergleichsweise alt sind (aus dem Jahr 1971).

Mit dem *Schulangst-Test* (SAT; Husslein, 1978) liegt ein projektives Verfahren zur Diagnose schulbezogener Ängste bei Kindern zwischen sieben und 13 Jahren vor. Das Instrument besteht aus zehn Bildtafeln, die Szenen aus dem schulischen Kontext zeigen und zu denen das Kind eine Geschichte erzählen soll. Die Geschichten werden hinsichtlich der Merkmalsbereiche

- emotionale Befindlichkeit,
- körperliche Zeichen,
- Ich-Abwertung,
- soziale Angst und
- zukunftsorientierte Bedrohung

auf Grundlage psychodynamischer Persönlichkeitstheorien ausgewertet. Die Durchführung nimmt etwa 30 bis 60 Minuten in Anspruch.

Das *Differenzielle Leistungsangst-Inventar* (DAI; Rost & Schermer, 1997) dient der Erfassung von Leistungsängstlichkeit bei Schülern der Klassenstufen acht bis 13. Das Inventar besteht aus insgesamt 12 Skalen, die wiederum vier Bereichen zugeordnet sind (vgl. Tabelle 32).

Einsatz vorwiegend im Beratungskontext zu empfehlen

Durch die hohe Differenziertheit (146 Items) ist die Durchführung des DAI mit 40 bis 60 Minuten Bearbeitungsdauer eher aufwändig. Das empfiehlt das Verfahren vorrangig für die therapie- und beratungsorientierte Individualdiagnostik. Der DAI wurde geschlechts- und altersspezifisch an Schülern der achten bis zwölften Klasse normiert. Es stehen Prozentrangwerte und T-Werte zur Auswertung zur Verfügung sowie verschiedene Cut-off-Werte zur Klassifikation der Ausprägung der Leistungsangst. Die Reliabilität der Skalen kann im Allgemeinen als gut bezeichnet werden (Cronbach α zwischen .80 und .95); einzige Ausnahme bildet die Skala „Angstkontrolle durch Relaxation und Antizipation“, die nur ein Cronbach α von .55 erreicht. Die konvergente Validität des Verfahrens kann als gegeben angenommen werden. Für den DAI liegt eine Kurzform vor, in der alle Skalen mit jeweils acht Items enthalten sind.

Tabelle 32:
Konzeptueller Aufbau des DAI

Bereich	Zugehörige Skalen	Beispielitem
Angst-auslösung	Repertoire-Unsicherheit	„Ich habe Angst, da es mir schwer fällt, mich systematisch vorzubereiten."
	wissensbezogene Angst-auslösung	„Ich habe Angst, wenn ich die Aufgabenstellung nicht verstehe."
	sozialbezogene Angst-auslösung	„Ich habe Angst, vor Fremden etwas vorzutragen."
Manifestationen	physiologische Manifes-tation	„Wenn ich Angst habe, bekomme ich kalte oder feuchte Hände."
	emotionale Manifestation	„Wenn ich Angst habe, fühle ich mich ziemlich hilflos."
	kognitive Manifestation	„Wenn ich Angst habe, fällt mir kaum etwas ein."
Angstverarbei-tung/Coping	Gefahrenkontrolle durch produktives Arbeitsverhalten	„Um meine Angst zu bewältigen, wiederhole ich den Stoff."
	Situationskontrolle durch Vermeiden	„Um meine Angst zu bewältigen, melde ich mich krank."
	Angstkontrolle durch Anti-zipation und Relaxation	„Um meine Angst zu bewältigen, ver-suche ich mir Hintergründe und Um-stände meiner Angst klar zu machen."
	Angstunterdrückung durch Ablenkung und Bagatelli-sierung	„Um meine Angst zu bewältigen, rede ich mir gut zu, dass es schon klappen wird."
Angststabili-sierung	internale Stabilisierung	„Der Gedanke, versagt zu haben, beschäftigt mich sehr lange."
	externale Stabilisierung	„Meine Bekannten nehmen sich meiner an, wenn sie sehen, dass ich Angst habe."

Zur Erfassung von Prüfungsängsten steht mit der deutschen Fassung des *Test Anxiety Inventory* (TAI-G; Hodapp, 1991) ein weiterer Fragebogen zur Verfügung, der entsprechend der Zwei-Komponenten-Theorie Prüfungsangst ein mehrdimensionales Konzept aus kognitiven und emotionalen Komponenten zu Grunde legt. Faktorenanalytisch lassen sich die Skalen

- Aufgeregtheit,
- Mangel an Zuversicht,
- Besorgtheit und
- Interferenz

identifizieren. Mit 30 Items ist der TAI-G ein ökonomisches Instrument, das bereits bei Schülern und Studenten eingesetzt wurde. Die Validierung des Verfahrens anhand des Angstfragebogens für Schüler und verschiedener Außenkriterien bestätigte seine Eignung als diagnostisches Instrumentarium. Psychometrisch weist der TAI-G sehr gute Eigenschaften auf; alle vier Skalen genügen den Kriterien der Rasch-Skalierung (Musch & Bröder, 1999), die interne Konsistenz der Skalen liegt zwischen $\alpha = .84$ und .90.

Kritisch zu betrachten sind die hohen Interkorrelationen, insbesondere zwischen den Skalen „Aufgeregtheit" und „Besorgtheit", die dem theoretischen Konzept des Fragebogens zuwider laufen. Geschlechtsspezifische Normen wären wünschenswert, liegen zurzeit jedoch noch nicht vor.

Weiterhin zu erwähnen ist die deutsche Übersetzung der *reactions to test-Scale* (Quast, Jerusalem & Sarson, 1986), die analog zum TAI-G Prüfungsangst als mehrdimensionales Konstrukt mit den Skalen Besorgtheit, Anspannung, irrelevante Gedanken und körperliche Symptome konzipiert ist. Die Skalen umfassen je fünf Items und haben eine befriedigende interne Konsistenz (Cronbach $\alpha = .69$ bis .80).

12 Anwendungsbeispiel Angstdiagnostik bei Kindern

12.1 Fallbeschreibung

Vorgestellt wird der Fall eines elfjährigen Jungen mit Diktatphobie (Tom, vgl. Ahrens-Eipper & Hoyer, in press). Tom berichtet im Erstgespräch, seit ca. anderthalb Jahren Angst vor der Schule zu haben und nur widerwillig hinzugehen. In Leistungssituationen, insbesondere vor und während Diktaten, würde er sich ängstlich, nervös und verzweifelt fühlen. Er könne sich nicht auf die Worte des Lehrers konzentrieren und hätte wiederkehrende negative Gedanken, wie „Ich werde versagen.“, „Ich werde viele Fehler machen.“ oder „Ich werde eine schlechte Note erhalten.“. Dies habe dazu geführt, dass sich seine Leistungen in den letzten 18 Monaten kontinuierlich verschlechterten, was wiederum seine Angst vor der Schule verstärke.

Anamnese

Die Probleme hätten nach dem Wechsel in die dritte Klasse begonnen. Nach mehreren Misserfolgserlebnissen in Diktaten habe Tom sich zunehmend unter Druck gesetzt, da er wollte, dass seine Eltern stolz auf ihn sein konnten. Dieser Druck würde durch den Vergleich mit dem zwei Jahre älteren Bruder noch verstärkt, der stets gute Noten mit nach Hause bringe. Tom hätte zunehmend Angst vorm Versagen entwickelt und deshalb begonnen, sich vor Misserfolgen in der Schule zu fürchten. Damit einher gegangen sei ein Verlust an Selbstsicherheit.

Aus den Anamnesegesprächen mit den Eltern ergab sich, dass Tom bereits als Baby schreckhaft war und während des ersten Lebensjahres sehr stark fremdelte. Später im Kindergarten und bei Schuleintritt wies Tom keine Verhaltensauffälligkeiten mehr auf. In den ersten zwei Schuljahren habe er durchgängig gute Noten erhalten und sei gern zur Schule gegangen, da er auch seine Lehrerin mochte. Diese habe ihn gefördert und ermuntert, sich zu melden oder anderweitig Leistung zu zeigen. Mit Beginn des dritten Schuljahres habe ein neuer Lehrer die Klasse übernommen, der als älterer Herr „vom alten Schrot und Korn“ beschrieben wird. Durch dessen autoritären Unterrichtsstil (z. B. seine laute Stimme) habe Toms Begeisterung für die Schule deutlich nachgelassen; er sei in dieser Zeit entmutigt und lustlos gewesen. Gleichzeitig seien die Anforderungen durch den Unterrichtsstoff gestiegen, wodurch sich Toms Schulnoten verschlechtert und ihn weiter demoralisiert hätten.

Tom ist ein aufgeschlossenes, aufgewecktes Kind, das von anderen als freundlich und zurückhaltend beschrieben wird. Er liest gern, engagiert sich in einer Sportgruppe und ist auch anderweitig gut sozial integriert. Seine Eltern (Mutter, 35, Medizinisch-Technische Assistentin; Vater, 36, Bauingenieur) sind seit 14 Jahren verheiratet und haben ein gutes Verhältnis. Sie bemühen sich sehr um das Wohl ihrer beiden Kinder; sie wünschen sich, dass den Kindern alle Chancen in der Zukunft offen stehen, was einen guten Schulabschluss voraussetzt. Toms älterer Bruder wird als temperamentvoll und selbstbewusst geschildert; er habe sich jedoch stets um Tom gekümmert, ihn mit auf den Spielplatz oder zu Freunden genommen.

12.2 Diagnostik und Differenzialdiagnostik

Vorgehen zur Diagnostik

Zur diagnostischen Klärung wurden folgende Verfahren eingesetzt:

- Als strukturiertes Interview wurde der Kinder-DIPS (Unnewehr et al., 1995) durchgeführt, der die klassifikatorische Einschätzung von Angstsymptomen erlaubt.
- Zur Messung phobischer Symptome wurde dem Patienten die revidierte Social Anxiety Scale für Kinder (SASC-R-D; Melfsen, 1998) vorgelegt sowie der Phobiefragebogen für Kinder (Döpfner et al., in Vorbereitung).

Beide Verfahren sind im Kapitel 11 näher beschrieben. Darüber hinaus wurden bei Tom zwei weitere Verfahren eingesetzt, die für die Diagnostik spezifischer Problembereiche im Kindesalter entwickelt wurden:

- Zur Messung der kindlichen Lebensqualität in den Bereichen Schule, Familie und Freundschaften kam der Fragebogen zur Erfassung der gesundheitsbezogenen Lebensqualität bei Kindern und Jugendlichen (KINDL-R; Ravens-Sieberer & Bullinger, 1998) zum Einsatz. Dieser Selbstbeurteilungsfragebogen liegt in Ausführungen für drei verschiedene Altersgruppen vor und besteht in der Form für Acht- bis Zwölfjährige aus 24 Likert-skalierten Items, die sechs Bereichen zugeordnet sind: körperliches und psychisches Wohlbefinden, Selbstwert, Familie, Freunde und Schule.
- Darüber hinaus wurde zur Erfassung von Verhaltensproblemen und sozialen Fertigkeiten die Child Behavior Checklist (CBCL; Achenbach et al., 1991) eingesetzt. Die CBCL ist ein umfangreiches Fremdbeurteilungsverfahren, bei dem die Eltern Auskünfte über verhaltensbezogene Probleme und kindliches Engagement in verschiedenen Freizeitberei-

chen geben. Die CBCL ist für Kinder und Jugendliche zwischen sechs und 18 Jahre normiert und erlaubt Aussagen über internalisierende, externalisierende und sonstige Störungen.

Diagnose

Im diagnostischen Interview waren sowohl im Selbst- als auch im Fremdrating die Kriterien für eine Soziale Phobie (F40.1) erfüllt. Die Werte im SASC-R-D auf beiden Skalen „Angst vor negativer Bewertung“ und „Soziale Vermeidung“ waren im Vergleich zu Peers durchschnittlich ausgeprägt. Die Elternbefragung ergab keine pathologischen Auffälligkeiten.

Differenzialdiagnostisch musste die Diagnose „Soziale Phobie“ von einer möglichen Schulangst abgegrenzt werden. Da der Patient jedoch eine umgrenzte Leistungssituation, nämlich Diktat schreiben, als angstauslösend benannte, erschien die Soziale Phobie als angemessene Klassifikation. Es wurde der Zusatz „spezifischer Typus“ vergeben. Die eingesetzten Verfahren, insbesondere der DIPS und die CBCL gaben keine Hinweise auf komorbide Probleme mit Behandlungsrelevanz.

12.3 Funktionale Diagnostik und Therapieplanung

Zur Therapieplanung wurde in Anlehnung an das in Kapitel 9 beschriebene Vorgehen zunächst ein funktionales Bedingungsmodell in Anlehnung an das Modell zur Sozialen Phobie von Clark und Wells (1995) erstellt. Im Vordergrund der Exploration standen Fragen nach Erwartungen bezüglich der gefürchteten Situation. Die situative Verhaltensanalyse für das Diktat schreiben zeigte, dass Tom in der Situation Gedanken, wie „Ich bin ein Verlierer!“ oder „Ich werde alle enttäuschen!“ hatte. Auf physiologischer Ebene ließen sich erhöhte Anspannung und Erregung feststellen. Gleichzeitig erhöhte sich die Selbstaufmerksamkeit in der Situation und die Konzentrationsfähigkeit ließ nach. Der Patient konnte als Sicherheitsverhaltensweisen das feste Anpacken des Stiftes und den selbstinstruktiven Gedanken „Konzentriere dich!“ identifizieren.

Durchführung der Therapie

Die Therapie setzte auf Grundlage des Modells zunächst an den Sicherheitsverhaltensweisen an. Tom führte Rollenspiele zur Diktatsituation durch, wobei er in verschiedenem Ausmaß seinem Sicherheitsverhalten nachkommen sollte. Um dies zu erleichtern, wurde in der ersten Sitzung mit Tom eine kurze Muskelentspannung eingeübt. Die Rollenspiele wurden auf Video aufgenommen, um die Effekte des Sicherheitsverhaltens zu verdeutlichen und Toms gestörtes Selbstbild zu korrigieren. Die Behandlung wurde in vier wöchentlichen Sitzungen und einer Follow-up-Sitzung nach sechs Wochen durchgeführt.

12.4 Veränderungsdiagnostik und Katamnese

Tom konnte bereits in der ersten Sitzung feststellen, dass sein Sicherheitsverhalten seine Leistungen beeinträchtigte. Darüber hinaus erkannte er durch das Videofeedback und die wiederholten Diktatübungen, dass sein Verhalten und seine Leistungen besser waren, als vorher angenommen, was zu einer Erhöhung der Selbstwirksamkeitserwartung und einer kontinuierlichen Abnahme dysfunktionaler Kognitionen führte. Er konnte dabei seine Grundannahme von „Ich werde Fehler machen." zu „Ich werde das schaffen." verändern.

Am Ende der Behandlung zeigten sich klinisch relevante Verbesserungen in allen eingesetzten Maßen. Die sozialen Ängste in Hinblick auf die Angst vor negativer Bewertung und sozialer Angst und Vermeidung (SASC-R-D) nahmen deutlich ab, ebenso der Gesamtwert phobischer Ängste im PHOKI. Ein Übersicht über die Ergebnisse der diagnostischen Verfahren vor und nach der Behandlung bietet Tabelle 33.

Tabelle 33:
Prä-Post-Vergleich der Befunde in den diagnostischen Instrumentarien

Verfahren	Untersuchtes Konstrukt	Rohwerte bei		Evaluation
		Behandlungsbeginn	Behandlungsende	
SASCR-D	Soziale Angst: – Angst vor negativer Bewertung	16	11	Abnahme
	– Vermeidung von und Belastung durch soziale Situationen	18	11	Abnahme
PHOKI	Anzahl phobischer Ängste	34	17	Abnahme
KINDL-R	Selbstbewusstsein	62.50	81.25	Zunahme
	Schulisches Wohlbefinden	37.50	68.75	Zunahme
	Körperliches Wohlbefinden	81.25	93.75	Zunahme
	Psychologisches Wohlbefinden	81.25	87.50	Zunahme
DIPS	Klassifikatorische Diagnostik: Elterneinschätzung	Diagnose Sozialphobie	Keine Anzeichen einer psychischen Störung	klinisch signifikante Veränderung
	Klassifikatorische Diagnostik: Selbsteinschätzung	Diagnose Sozialphobie	Keine Anzeichen einer psychischen Störung	klinisch signifikante Veränderung

Toms Selbstbewusstsein und allgemeines Wohlbefinden nahmen im Verlauf der Behandlung zu. Am Ende der Therapie konnten keinerlei psychopathologische Auffälligkeiten mehr festgestellt werden. Die Veränderungen in den Elternangaben zu Ängsten in sozialen Situationen werden in Abbildung 7 verdeutlicht.

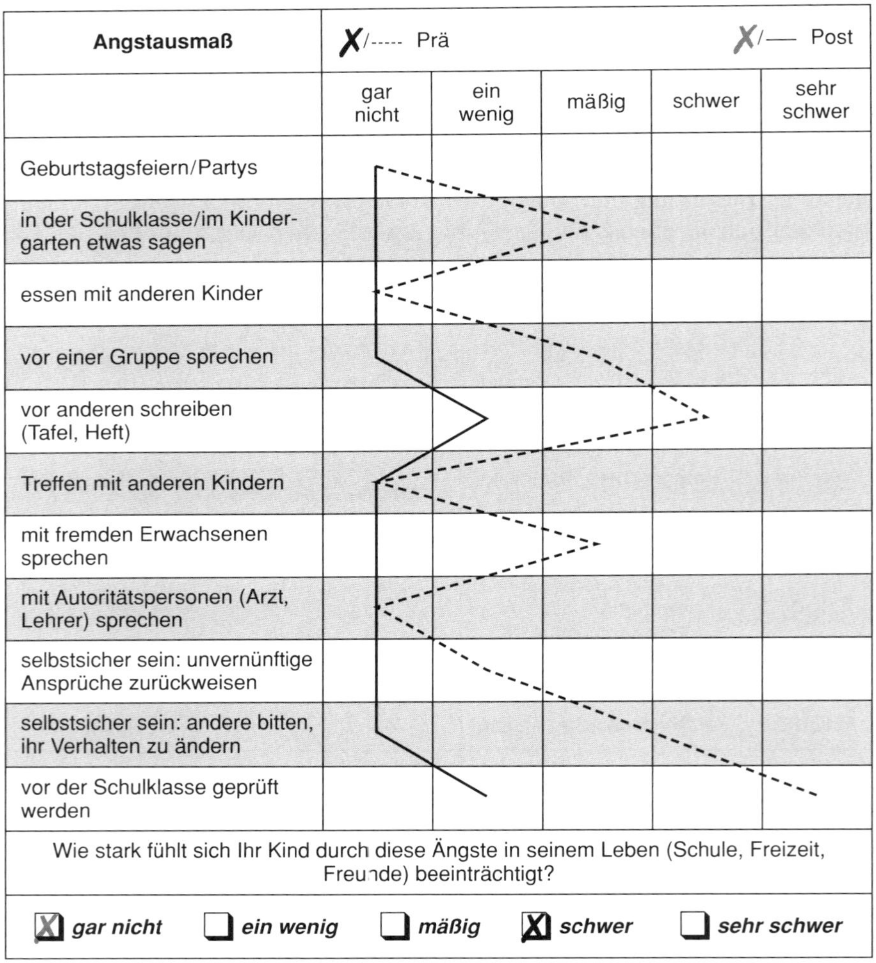

Abbildung 7:
Prä-Post-Vergleich der Elternangaben im DIPS zu sozialphobischen Situationen

Darüber hinaus zeigte sich eine drastische Verbesserung in den Schulnoten im Diktat von durchschnittlich mangelhaften zu guten bis sehr guten Zensuren. Neun Monate nach der Behandlung wechselte Tom auf ein Gymnasium, wobei seine Noten im Diktat konstant bei 2 blieben.

Insgesamt zeigt die Darstellung ein gelungenes Beispiel für eine früh erkannte und früh erfolgreich behandelte soziale Angstproblematik. Die auf eine spezifische Leistungssituation eingegrenzten sozialphobischen Ängste remittierten vollständig und die für soziale Ängste häufig besonders schwerwiegenden Folgeprobleme (z. B. Generalisieren der Vermeidung, Leistungsversagen, Depression) konnten verhindert werden. Diagnostisch wurden auf verschiedenen Ebenen (Selbst- und Fremdanamnese; Selbst- und Fremdeinschätzung; Fragebogen und Interview) subjektive und objektive (Schulnoten) Informationen genutzt, die eine befriedigende und nahezu vollständige Beschreibung und Bewertung der Symptome und der Störung im Lebenskontext dieses elfjährigen Schülers erlauben.

Literatur

Achenbach, T. M. & Arbeitsgemeinschaft Deutsche Children Behavior Checklist (1991). *Elternfragebogen über das Verhalten von Kindern und Jugendlichen (CBCL 4-18)*. Köln: Arbeitsgruppe Kinder-, Jugend- und Familiendiagnostik.

Ahrens-Eipper, S. & Hoyer, J. (in press). Applying the Clark-Wells model of social phobia to children: The case of a „dictation phobia“. *Behavioural and Cognitive Psychotherapy*.

Andrews, G. & Slade, T. (2002). The classification of anxiety disorders in ICD-10 and DSM-IV: A concordance analysis. *Psychopathology, 35,* 100–106.

Anthony, M. M., Orsillo, S. M. & Roemer, L. (Eds.). (2001). *Practitioner's guide to empirically based measures of anxiety*. New York: Kluwer Academic/Plenum.

Armstrong, K. A. & Khawaja, N. G. (2002). Gender differences in anxiety: an investigation of the symptoms, cognitions and sensitivity towards anxiety in a nonclinical population. *Behavioural and Cognitive Psychotherapy, 30,* 227–231.

Baer, L. (1993). *Alles unter Kontrolle – Zwangsgedanken und Zwangshandlungen überwinden*. Bern: Huber.

Bandelow, B. (1997). *Panik- und Agoraphobieskala (PAS)*. Göttingen: Hogrefe.

Bandelow, B. (2003). Panik- und Agoraphobieskala. In J. Hoyer & J. Margraf (Hrsg.), *Angstdiagnostik* (S. 202–204). Berlin: Springer.

Barrios, B. A. & Hartmann, D. P. (1988). Fears and anxieties. In E. J. Mash & L. G. Terdal (Eds.), *Behavioral assessment of childhood disorders* (2nd ed., pp. 196–266). New York: Guilford.

Barlow, D. H. (2002). *Anxiety and its disorders* (2nd ed.). New York: Guilford.

Barlow, D. H. (2002). Biological aspects of anxiety and panic. In D. H. Barlow (Ed.), *Anxiety and its disorders* (pp. 180–218). New York: Guilford.

Beck, J., Carmin, C. N. & Henninger, N. J. (1998). The utility of the Fear Survey Schedule-III: An extented replication. *Journal of Anxiety Disorders, 12,* 177–182.

Beck, A. T. & Steer, R. A. (1993). *Beck Anxiety Inventory Manual*. San Antonio: The Psychological Corporation Harcourt.

Becker, E. S. & Hoyer, J. (2005). *Generalisierte Angststörung*. Göttingen: Hogrefe.

Becker, E. S., Rinck, M., Margraf, J. & Roth, W. T. (2001). The emotional Stroop effect in anxiety disorders: General emotionality or disorder specificity? *Journal of Anxiety Disorders, 15,* 147–159.

Beidel, D. C., Turner, S. M. & Morris, T. (1995). A new inventory to assess childhood social anxiety and phobia: the social phobia and anxiety inventory for children. *Psychological Assessment, 7,* 73–79.

Biederman, J., Hirshfeld-Becker, D. R., Rosenbaum, J. F., Hérot, C., Friedman, D., Snidman, N., Kagan, J. & Faraone, S. V. (2001). Further evidence of association between behavioral inhibition and social anxiety in children. *American Journal of Psychiatry, 158,* 1673–1679.

Bilsky, W., Pfeiffer, C. & Wetzels, P. (1992). *Persönliches Sicherheitsgefühl, Angst vor Kriminalität und Gewalt, Opfererfahrungen älterer Menschen: Erhebungsinsturment der KFN-Opferbefragung*. Hannover: KFN Forschungsbericht Nr. 5.

Bittner, A., Goodwin, R. D., Wittchen, H.-U., Beesdo, K., Höfler, M. & Lieb, R. (2004). What characteristics of primary anxiety disorders predict subsequent major depressive disorder? *Journal of Clinical Psychiatry, 65,* 618–626.

Blake, D., Weathers, F., Naggy, L., Kaloupek, D. G., Gusman, F. D., Charney, D. S. & Keane, T. M. (2000). *Clinican Administered PTDS Scale (CAPS). Instruction Manual*. Boston/ West Haven: National Center for Posttraumatic Stress Disorder, Behavioral Science Division/Neurosciences Division.

Brown, T. A. (2003). Confirmatory factor analysis of the Penn State Worry Questionnaire: Multiple factors or method effects? *Behaviour Research and Therapy, 41,* 1411–1426.

Brown, T. A. & Barlow, D. H. (2002). Classification of anxiety and mood disorders. In D. H. Barlow (Ed.), *Anxiety and its disorders* (pp. 292–327). New York: Guilford.

Brugha, T. S., Jenkins, R., Taub, N., Meltzer, H. & Bebbington, P. E. (2001). A general population comparison of the Composite International Diagnostic Interview (CIDI) and the Schedules for Clinical Assessment in Neuropsychiatry (SCAN). *Psychological Medicine, 31,* 1001–1013.

Carter, M. M., Sbrocco, T., Gore, K. L., Watt Marin, N. & Lewis, E. L. (2004). Cognitive-behavioral group therapy versus a wait-list control in the treatment of African American women with Panic Disorder. *Cognitive Therapy and Research, 27,* 505–518.

Cartwright-Hatton, S. & Wells, A. (1997). Beliefs about worry and intrusions: The Meta-Cognitions Questionnaire and its correlates. *Journal of Anxiety Disorders, 11,* 279–296.

Chambless, D., Caputo, G. C., Bright, P. & Gallagher, R. (1984). Assessment of fear in agoraphobics: The Body Sensations Questionnaire and the Agoraphobic Cognition Questionnaire. *Journal of Consulting and Clinical Psychology, 52,* 1090–1097.

Chambless, D., Caputo, G. C., Jasin, F. E., Gracley, E. J. & Williams, C. (1985). The mobility inventory for agoraphobia. *Behaviour Research and Therapy, 23,* 35–44.

Chorpita, B. F. (2003). Penn State Worry Questionnaire for Children (PSWQ-C). In J. Hoyer & J. Margraf (Hrsg.), *Angstdiagnostik. Grundlagen und Testverfahren*. Berlin: Springer.

Chorpita, B. F., Tracey, S. A., Brown, T. A., Collica, T. J. & Barlow, D. H. (1997). Assessment of worry in children and adolescents: An adaption of the Penn State Worry Questionnaire. *Behaviour Research and Therapy, 36,* 569–581.

Clark, D. M. & Wells, A. (1995). A cognitive model of social phobia. In R. G. Heimberg, M. Liebowitz, D. Hope & F. Scheier, (Eds.), *Social phobia: Diagnosis, assessment, and treatment* (pp. 69–93). New York: Guilford.

Cook, E. W. I., Melamed, B. G., Cuthbert, B. N., McNeil, D. W. & Lang, P. J. (1988). Emotional imagery and the differential diagnosis of anxiety. *Journal of Consulting and Clinical Psychology, 56,* 734–740.

Cox, W. J. & Kenardy, J. (1993). Performance anxiety, social phobia, and setting effects in instrumental music students. *Journal of Anxiety Disorders, 7,* 49–60.

Cuthbert, B. N., Lang, P. J., Strauss, C., Drobes, D., Patrick, C. J. & Bradley, M. M. (2003). The psychophysiology of anxiety disorder: fear memory imagery. *Psychophysiology, 40,* 407–422.

Deacon, B. J., Abramowitz, J. S., Woods, C. M. & Tolin, D. F. (2003). The Anxiety Sensitivity Index – Revised: psychometric properties and factor structure in two nonclinical samples. *Behaviour Research and Therapy, 41,* 1427–1449.

Derogatis, L. R. (1992). *SCL-90-R. Administration, scoring and procedures manual II*. Towson: Clinical Psychometric Research.

Döpfner, M. (1999). Zwangsstörungen. In H.-C. Steinhausen & M. von Aster (Hrsg.), *Handbuch Verhaltenstherapie und Verhaltenstherapie bei Kindern und Jugendlichen* (2. Aufl., S. 267–318). Weinheim: Beltz/Psychologie VerlagsUnion.

Döpfner, M., Berner, W., Flechtner, H., Lehmkuhl, G. & Steinhausen, H.-C. (Hrsg.). (1998). *Psychopathologisches Befund-System für Kinder und Jugendliche (CASCAP-D): Befundbogen, Glossar und Explorationsleitfaden*. Göttingen: Hogrefe.

Döpfner, M., Berner, W., Fleischmann, T. & Schmidt, M. H. (1993). *Verhaltensbeurteilungsbogen für Vorschulkinder (VBV 3-6)*. Weinheim: Beltz-Test.

Döpfner, M. & Lehmkuhl, G. (2000). *Diagnostik-System für psychische Störungen im Kindes- und Jugendalter nach ICD-10/DSM-IV (DISYPS-KJ)*. Bern: Huber.

Döpfner, M., Schnabel, M. & Ollendick, T. (in Vorbereitung). *Phobiefragebogen für Kinder und Jugendliche*. Göttingen: Hogrefe.

Egloff, B. & Schmukle, S. C. (2002). Predictive validity of an Implicit Association Test for assessing anxiety. *Journal of Personality and Social Psychology, 83,* 1441–1455.

Ehlers, A. (1986). *Angst-Sensitivitäts-Index (ASI)*. Universität Marburg: unveröffentlichtes Manuskript.

Ehlers, A. & Boos, A. (1999). Fragebogen zu Gedanken nach traumatischen Erlebnissen, PTCI. In A. Ehlers, *Posttraumatische Belastungsstörung* (S. 92–94). Göttingen: Hogrefe.

Ehlers, A. & Margraf, J. (1993). „Angst vor der Angst“: Ein neues Konzept in der Diagnostik der Angststörungen. *Verhaltenstherapie, 3,* 14–24.

Ehlers, A., Margraf, J. & Chambless, D. (2001). *Fragebogen zu körperbezogenen Ängsten, Kognitionen und Vermeidung* (2., überarb. u. neunorm. Aufl.). Göttingen: Beltz-Test.

Eifert, G. H., Thompson, R. N., Zvolensky, M. J., Edwards, K., Frazer, N. L., Haddad, J. W. & Davig, J. (2000). The Cardiac Anxiety Questionnaire: development and preliminary validity. *Behaviour Research and Therapy, 38,* 1039–1053.

Ellwart, T., Becker, E. S. & Rinck, M. (in press). Activation and measurement of threat associations in fear of spiders: An application of the Extrinsic Affective Simon Task. *Journal of Behavior Therapy and Experimental Psychiatry*.

Emmelkamp, P., Kraaijkamp, H. J. & van den Hout, M. A. (1999). Assessment of Obsessive-Compulsive Disorder. *Behavior Modification, 23,* 269–279.

Essau, C. A. & Wittchen, H.-U. (1993). An overview of the composite international diagnostic interview (CIDI). *International Journal of Methods in Psychiatric Research, 3,* 79–85.

Essau, C. A., Conradt, J. & Reiss, B. (2004). Klassifikation, Epidemiologie und diagnostisches Vorgehen. In S. Schneider (Hrsg.), *Angststörungen bei Kindern und Jugendlichen* (S. 79–103). Berlin: Springer.

Essau, C. A., Karpinski, N. A., Petermann, F. & Conradt, J. (1998). Häufigkeit und Komorbidität von Angststörungen bei Jugendlichen: Ergebnisse der Bremer Jugendstudie. *Verhaltenstherapie, 8,* 180–187.

Essau, C. A., Muris, P. & Ederer, E. M. (2002). Reliability and validity of the Spence Children's Anxiety Scale and screen for child anxiety related emotional disorders in German children. *Journal of Behavior Therapy and Experimental Psychiatry, 33,* 1–18.

Eysenck, H. J. (1981). *A model for personality*. Berlin: Springer.

Fehm, L. (1994). *Thought Control Questionnaire – deutsche Übersetzung*. Technische Universität Dresden: unveröffentlichtes Manuskript.

Fehm, L. (2003). Angstsensititvitätsindex (ASI). In J. Hoyer & J. Margraf (Hrsg.), *Angstdiagnostik* (S. 109–112). Berlin: Springer.

Fehm, L. & Hille, C. (2005). Bühnenangst bei Musikstudenten. *Verhaltenstherapie & Verhaltensmodifikation, 26,* 199–212.

Fehm, L., Hille, C. & Becker, E. S. (2002). *Der Bühnenangstfragebogen (BAF)*. Technische Universität Dresden: unveröffentlichtes Manuskript.

Fehm, L. & Hoyer, J. (2004). Measuring thought control strategies: The Thought Control Questionnaire and a look beyond. *Cognitive Therapy and Research, 28,* 105–117.

Fenz, W. D. & Epstein, S. (1967). Gradients of psychophysiological arousal in parachutists as a function of an approaching jump. *Psychosomatic Medicine, 29,* 33–51.

Filipp, S.-H. & Freudenberg, E. (1989). *Der Fragebogen zur Erfassung dispositioneller Selbstaufmerksamkeit (SAM-Fragebogen)*. Göttingen: Hogrefe.

Foa, E. B., Ehlers, A., Clark, D. M., Tolin, D. F. & Orsillo, S. M. (1999). The Posttraumatic Cognitions Inventory (PTCI): Development and validation. *Psychological Assessment, 11,* 303–314.

Franke, G. H. (2002). *SCL-90-R. Die Symptom-Checkliste von L. R. Derogatis* (2. Aufl.). Göttingen: Beltz-Test.

Franke, G. H. (2003). Subskalen Zwanghaftigkeit (ZWAN), Unsicherheit im Sozialkontakt (UNSI), Ängstlichkeit (ANGS), phobische Angst (PHOB), der Symptom-Checkliste (SCL-90-R). In J. Hoyer & J. Margraf (Hrsg.), *Angstdiagnostik* (S. 165–171). Berlin: Springer.

Franken, I. H. & Hendriks, V. M. (2001). Screening and diagnosis of anxiety and mood disorders in substance abuse patients. *American Journal of Addiction, 10,* 30–39.

Frederick, C., Pynoos, R. & Nader, K. (1992). *Childhood Posttraumatic Stress Reaction Index – a copyrighted instrument*. Los Angeles: University of California.

Fresco, D. M., Coles, M. E., Heimberg, R. G., Liebowitz, M. R., Hami, S., Stein, M. B. & Goetz, D. (2001). The Liebowitz Social Anxiety Scale: a comparison of the psychometric properties of self-report and clinican-administered formats. *Psychological Medicine, 31,* 1025–1035.

Fresco, D. M., Heimberg, R. G., Mennin, D. S. & Turk, C. L. (2002). Confirmatory factor analysis of the Penn State Worry Questionnaire. *Behaviour Research and Therapy, 40,* 313–323.

Friedman, S. (2001). Cultural Issues in the assessment of anxiety disorders. In M. M. Antony, S. M. Orsillo & L. Roemer (Eds.), *Practitioner's guide to empirically based measures of anxiety* (pp. 37–41). New York: Kluwer Academic/Plenum.

Friedman, S. & Thayer, J. F. (1998). Autonomic balance revisited: panic anxiety and heart rate variability. *Journal of Psychosomatic Research, 44,* 133–151.

Fydrich, T. (2003). Soziale-Phobie-und-Angst-Inventar (SPAI). In J. Hoyer & J. Margraf (Hrsg.), *Angstdiagnostik* (S. 307–310). Berlin: Springer.

Fydrich, T., Chambless, D., Perry, K. J., Buergener, F. & Beazley, M. B. (1998). Behavioral assessment of social performance: a rating system for social phobia. *Behaviour Research and Therapy, 36,* 995–1010.

Gaillard, J. M., Iorio, G., Campajola, P. & Kemali, D. (1984). Temporal organization of sleep in schizophrenics and patients with obsessive-compulsive disorder. *Advances in Biological Psychiatry, 15,* 76–83.

Gillis, M. M. & Haaga, D. A. (1995). Normative values for the Beck Anxiety Inventory, Fear Questionnaire, Penn State Worry Questionnaire and Social Phobia and Anxiety Inventory. *Psychological Assessment, 7,* 450–455.

Goodman, W. K., Price, L. H., Rasmussen, S. A., Mazure, L., Fleischmann, R. L., Hill, C. L., Heninger, G. R. & Charney, D. S. (1989). The Yale-Brown Obsessive Compulsive Scale, I: Development, use and reliability. *Archives of General Psychiatry, 46,* 1006–1011.

Grawe, K. (2004). *Neuropsychotherapie.* Göttingen: Hogrefe.

Grawe, K. & Baltensperger, C. (1998). Figurationsanalyse. Ein Konzept und Computerprogramm für die Prozess- und Ergebnisevaluation in der Therapiepraxis. In A.-R. Laireiter & H. Vogel (Eds.), Qualitätssicherung in der Psychotherapie und psychosozialen Versorgung. Ein Werkstattbuch (S. 179–207). Tübingen: dgvt-Verlag.

Gray, J. A. (1982). *The neuropsychology of anxiety.* New York: Oxford University Press.

Greenwald, A. G., McGhee, D. E. & Schwartz, J. L. (1998). Measuring individual differences in implicit cognition: The Implicit Association Test. *Journal of Personality and Social Psychology, 74,* 1464–1480.

Gretarsdottir, E., Woodruff-Borden, J., Meeks, S. & Depp, C. A. (2004). Social anxiety in older adults: phenomenology, prevalence and measurement. *Behaviour Research and Therapy, 42,* 459–475.

Greve, W. (2000). Furcht vor Kriminalität im Alter. *Zeitschrift für Entwicklungspsychologie und Pädagogische Psychologie, 32,* 123–133.

Hamilton, M. (1959). The assessment of anxiety states by rating. *British Journal of Medical Psychology, 32,* 50–55.

Hampel, P. & Petermann, F. (2005). *Screening psychischer Störungen im Jugendalter (SPS-J).* Göttingen: Hogrefe.

Hand, I. & Büttner-Westphal, H. (1991). Die Yale-Brown Obsessive Compulsive Scale (Y-BOCS). *Verhaltenstherapie, 1,* 223–233.

Hautzinger, M., Bailer, M., Worall, H. & Keller, F. (1995). Beck-Depressions-Inventar (2. überarbeitete Aufl.). Bern: Huber.

Hawkes, N. C., Brown, G. B. P. & Tata, P. (2004, September) *Telling what we know: The Cognitive Interview method for validating measures of anxiety vulnerability beliefs.* Paper presented at the 34. EABCT conference in Manchester.

Heimberg, R. G., Horner, K. J., Juster, H. R., Safren, S. A., Brown, E. J., Schneier, F. R. & Liebowitz, M. R. (1999). Psychometric properties of the Liebowitz Social Anxiety Scale. *Psychological Medicine, 29,* 199–212.

Heinrichs, N., Hahlweg, K., Fiegenbaum, W., Frank, M., Schröder, B. & von Witzleben, I. (2002). Validität und Reliabilität der Social Interaction Anxiety Scale (SIAS) und der Social Phobia Scale (SPS). *Verhaltenstherapie, 12,* 26–35.

Herrmann, C., Buss, U. & Snaith, R. P. (1995). *Hospital Anxiety and Depression Scale – Deutsche Version.* Bern: Huber.

Hiller, W. (2003). Illness Attitude Scales (IAS). In J. Hoyer & J. Margraf (Hrsg.), *Angstdiagnostik* (S. 489–492). Berlin: Springer.

Hiller, W. & Rief, W. (2004). *Internationale Skalen für Hypochondrie. Deutschsprachige Adaptation des Whiteley-Index (WI) und der Illness Attitude Scales (IAS).* Bern: Huber.

Hiller, W., Zaudig, M. & v. Bose, M. (1989). The overlap between depression and anxiety on different levels of psychopathology. *Journal of Affective Disorders, 16,* 223–231.

Hiller, W., Zaudig, M. & Mombour, W. (1995). *Internationale Diagnose Checkliste für ICD-10*. Bern: Huber.

Hodapp, V. (1991). Das Prüfungsängstlichkeitsinventar TAI-G: Eine erweiterte und modifizierte Version mit vier Komponenten. *Zeitschrift für Pädagogische Psychologie, 5,* 121–130.

Hodgson, R. & Rachman, S. (1974). II. Desynchrony in measures of fear. *Behaviour Research and Therapy, 12,* 319–326.

Hodgson, R. J. & Rachman, S. (1977). Obsessional-compulsive complaints. *Behaviour Research and Therapy, 15,* 389–395.

Hofmann, S. G. & Heinrichs, N. (2003). Verhaltenstests für Angst und Vermeidung. In J. Hoyer & J. Margraf (Hrsg.), *Angstdiagnostik* (S. 45–54). Berlin: Springer.

Horowitz, M. J., Wilner, N. & Alvarez, W. (1979). Impact of Event Scale: a measure of subjective stress. *Psychosomatic Medicine, 41,* 209–218.

Hosser, D. (2003). Fragebogen zur Kriminalitätsfurcht (FKF). In J. Hoyer & J. Margraf (Hrsg.), *Angstdiagnostik* (S. 439–442). Berlin: Springer.

Hoyer, J. (2003). Herzangstfragebogen (HAF). In J. Hoyer & J. Margraf (Hrsg.), *Angstdiagnostik* (S. 485–488). Berlin: Springer.

Hoyer, J., Beauducel, A. & Franke, G. H. (2003). Kriterien der Angstdiagnostik – Woran der Anwender auch denken muss. In J. Hoyer & J. Margraf (Hrsg.), *Angstdiagnostik* (S. 77–90). Berlin: Springer.

Hoyer, J., Becker, E., Neumer, S., Soeder, U. & Margraf, J. (2002). Screening for anxiety in an epidemiological sample: predictive accuracy of questionnaires. *Journal of Anxiety Disorders, 16,* 113–134.

Hoyer, J., Beesdo, K., Nündel, B., Türke, V. & Becker, E. S. (2005, September). *Specificity of negative metacognition about worry and thought suppression across anxiety disorders and depression*. Paper presented at the 34. EABCT conference in Thessaliniki.

Hoyer, J. & Eifert, G. H. (2001). *Herzangstfragebogen (HAF) – deutsche Version*. Technische Universität Dresden: unveröffentlichtes Manuskript.

Hoyer, J. & Gräfe, K. (1999). *Meta-Kognitions-Fragebogen*. Technische Universität Dresden: unveröffentlichtes Manuskript.

Hoyer, J., Krause, P., Höfler, M., Beesdo, K. & Wittchen, H.-U. (2001). Wann und wie gut erkennt der Hausarzt Generalisierte Angststörungen? *Fortschritte der Medizin, Sonderheft I/2001,* 26–35.

Hoyer, J. & Margraf, J. (Hrsg.) (2003). *Angstdiagnostik*. Berlin: Springer.

Husslein, E. (1978). *Der Schulangst-Test. Ein Psychodiagnostisches Verfahren zur qualitativen Erfassung schulischer Ängste*. Göttingen: Hogrefe.

Ingersoll, B. D. (1987). *Psychologische Aspekte der Zahnheilkunde*. Berlin: Quintessenz.

Jacobi, F., Wittchen, H.-U., Hölting, C., Höfler, M., Pfister, H., Müller, N. & Lieb, R. (2004). Prevalence, comorbidity and correlates of mental disorders in the general population: Results from the German Health Interview and Examination Survey (GHS). *Psychological Medicine, 34,* 597–611.

Joormann, J. (2003). Worry Domains Questionnaire (WDQ). In J. Hoyer & J. Margraf (Hrsg.), *Angstdiagnostik* (S. 228–231). Berlin: Springer.

Kagan, J. (1989). Temperamental contributions to social behavior. *American Psychologist, 44,* 668–674.

Kagan, J. & Snidman, N. (1999). Early childhood predictors of adult anxiety disorders. *Biological Psychiatry, 46,* 1536–1541.

Kagan, J., Reznick, J. S., Clarke, J. C., Snidman, N. & Garcia-Coll, C. (1984). Behavioral inhibition to the unfamiliar. *Child Development, 55,* 2212–2225.

Kanfer, F. H., Reinecker, H. & Schmelzer, D. (2000). *Selbstmanagementtherapie* (3. Aufl.). Berlin: Springer.

Kearney, C. R. (1995). School refusal behavior. In A. R. Eisen, C. R. Kearney, & C. E. Schaefer (Eds.), *Clinical handbook of anxiety disorders in children and adolescents* (pp. 19–52). Northvale: Aronson.

Kearney, C. R. (2002). Identifying the function of school refusal behavior: a revision of the school refusal behavior scale. *Journal of Psychopathology and Behavioral assessment, 24,* 235–245.

Kiresuk, T. & Sherman, S. (1968). Goal attainment scaling, a general method for evaluating comprehensive community mental health programs. *Community Mental Health Journal, 4,* 441–453.

Kirschbaum, C., Pirke, K. M. & Hellhammer, D. H. (1993). The „Trier Social Stress Test“ – a tool for investigating psychobiology stress responses in a laboratory setting. *Neuropsychobiology, 28,* 76–81.

Kirschbaum, C., Prüssner, J. C., Stone, A. A., Federenko, I., Gaab, J., Lintz, D., Schommer, N. & Hellhammer, D. H. (1995). Persistent high cortisol responses to repeated psychological stress in a subpopulation of healthy men. *Psychosomatic Medicine, 57,* 468–474.

Klann, N., Hahlweg, K. & Heinrichs, N. (2003). *Diagnostische Verfahren für die Beratung* (2. vollständig bearbeitete Aufl.).Göttingen: Hogrefe.

Kleinknecht, R. A., Klepac, R. K. & Alexander, L. D. (1973). Origins and characteristics of fear of dentistry. *Journal of the American Dental Association, 86,* 842–848.

Klepsch, R., Zaworka, W., Hand, I., Lünenschloß, K. & Jauernig, G. (1993). *Hamburger Zwangsinventar – Kurzform.* Weinheim: Beltz-Test.

Komiti, A. A., Jackson, H. J., Judd, F. K., Cockram, A. M., Kyrios, M., Yeatman, R., Murray, G., Hordern, C., Wainwright, K., Allen, N. & Singh, B. (2001). A comparison of the Composite International Diagnostic Interview (CIDI-Auto) with clinical assessment in diagnosing mood and anxiety disorders. *Australian and New Zealand Journal of Psychiatry, 35,* 224–230.

Krohne, H. W. & Egloff, B. (1999). *Das Angstbewältigungsinventar (ABI).* Frankfurt a. M.: Swets Test Services.

Krohne, H. W., Egloff, B., Kohlmann, C. & Tausch, A. (1996). Untersuchungen einer deutschen Version der „Positive and Negative Affect Scale“ (PANAS). *Diagnostica, 42,* 139–156.

Krysanski, V. L. (2003). A brief review of selective mutism literature. *Journal of Psychology, 137,* 29–40.

La Greca, A. M. & Stone, W. L. (1993). The Social Anxiety Scale for Children-Revised: Factor structure and concurrent validity. *Journal of Clinical Child Psychology, 22,* 17–27.

Landolt, M. A., Vollrath, M., Ribi, K., Timm, K., Sennhauser, F. H. & Gnehm, H. E. (2003). Inzidenz und Verlauf posttraumatischer Belastungsreaktionen nach Verkehrsunfällen im Kindesalter. *Kindheit und Entwicklung, 12,* 184–192.

Lang, P. J. (1985). The cognitive psychophysiology of emotion: Fear and anxiety. In A. H. Tuma & J. D. Maser (Eds.), *Anxiety and the anxiety disorders* (pp. 131–170). Hillsdale: Erlbaum.

Lang, T. & Lutz, R. (2003). Maudsley Obsessional-Compulsive Inventory (MOCI). In J. Hoyer & J. Margraf (Hrsg.), *Angstdiagnostik* (S. 345–348). Berlin: Springer.

Laux, L., Glanzmann, P., Schaffner, P. & Spielberger, C. D. (1981). *Das State-Trait-Angstinventar (STAI).* Weinheim: Beltz.

Lazarus-Mainka, G. & Siebeneick, S. (2000). *Angst und Ängstlichkeit.* Göttingen: Hogrefe.

LeDoux, J. E. (1998). Fear and the brain: Where have we been, and where are we going? *Biological Psychiatry, 44,* 1229–1238.

Lieb, R. & Wittchen, H.-U. (1998). Angststörungen: Klassifikation und Diagnostik. In U. Baumann & M. Perrez (Hrsg.), *Lehrbuch Klinische Psychologie – Psychotherapie* (2. Aufl.; S. 882–892). Bern: Huber.

Liebowitz, M. R. (1987). Social Phobia. *Modern Problems of Pharmacopsychiatry, 22,* 141–173.

Maercker, A. (1998). *Posttraumatische Stress Skala-10 (PTSS-10) – deutsche Version modifiziert nach Schüffel und Schade.* Universität Zürich, Klinische Psychologie II: unveröffentlichtes Manuskript.

Maercker, A. & Schützwohl, M. (1998). Erfassung von psychischen Belastungsfolgen: Die Impact of Event Skala-revidierte Version (IES-R). *Diagnostica, 44,* 130–141.

Manassis, K., Fung, D., Tannock, R., Sloman, L., Fiksenbaum, L. & McInnes, A. (2003). Characterizing selective mutism: Is it more than social anxiety? *Depression and Anxiety, 18,* 153–161.

Margraf, J. (1994). *Mini-DIPS. Diagnostisches Kurzinterview bei psychischen Störungen.* Berlin: Springer.

Margraf, J. & Bandelow, B. (1997). Empfehlungen für die Verwendung von Messinstrumenten in der klinischen Angstforschung. *Zeitschrift für Klinische Psychologie, 26,* 150–156.

Margraf, J. & Ehlers, A. (im Druck). *Das Beck Angst-Inventar (BAI). Deutschsprachige Adaptation des Beck Anxiety Inventory von A. T. Beck und R. A. Stern.* Bern: Huber.

Margraf, J. & Schneider, S. (1990). *Panik. Angstanfälle und ihre Behandlung* (2. Aufl.). Berlin: Springer.

Margraf, J., Schneider, S. & Ehlers, A. (1994). *DIPS. Diagnostisches Interview bei psychischen Störungen.* Berlin: Springer.

Margraf, J., Schneider, S. & Ehlers, A. (2005). *DIPS. Diagnostisches Interview bei psychischen Störungen* (3. Aufl.). Berlin: Springer.

Marks, I. M. (1987). *Fears, phobias, and rituals.* New York: Oxford University Press.

Marks, I. M. & Mathews, A. (1979). Brief standard self-rating scale for phobic patients. *Behaviour Research and Therapy, 17,* 263–267.

Mattick, R. P. & Clarke, J. C. (1998). Development and validation of measures of social phobia scrutiny fear and social interaction anxiety. *Behaviour Research and Therapy, 20,* 3–23.

McDonald, A. S. (2001). The prevalence and effects of test anxiety in school children. *Educational Psychology, 21,* 89–101.

Melfsen, S. (1998). Die deutsche Fassung der Social Anxiety Scale for Children Revised (SASC-R-D): Psychometrische Eigenschaften und Normierung. *Diagnostica, 44,* 153–163.

Melfsen, S. & Florin, I. (1997). Die Social Anxiety Scale for Children – Revised. Deutschsprachige Version (SASC-R-D). Ein Fragebogen zur Erfassung sozialer Angst bei Kindern. *Kindheit und Entwicklung, 6,* 224–229.

Melfsen, S., Florin, I. & Walter, H.-J. (1999). Die deutsche Fassung des social phobia and anxiety inventory for children (SPAI-C-D): Psychometrische Eigenschaften und Normierung. *Diagnostica, 45,* 95–103.

Melfsen, S., Florin, I. & Warnke, A. (2001). *Sozialphobie und -angstinventar für Kinder (SPAIK).* Göttingen: Hogrefe.

Meyer, T. J., Miller, M. L., Metzger, R. L. & Borkovec, T. D. (1990). Development and validation of the Penn State Worry Questionnaire. *Behaviour Research and Therapy, 28,* 487–495.

Möbius, J. & Margraf, J. (2003). Beck Angstinventar. In J. Hoyer & J. Margraf (Hrsg.), Angstdiagnostik. Grundlagen und Testverfahren (S. 117–120). Berlin: Springer.

Moritz, S., Meier, B., Kloss, M., Jacobsen, D., Wein, C., Fricke, S. & Hand, I. (2002). Dimensional structure of the Yale-Brown Obsessive-Compulsive Scale. *Psychiatry Research, 109,* 193–199.

Morrison, R. L. & Bellack, A. S. (Eds.) (1987). *Medical factors and psychological disorders. A handbook for psychologists.* New York: Plenum Press.

Mühlberger, A. & Pauli, P. (2000). *Tunnelangstfragebogen (TAF).* Eberhard-Karls-Universität Tübingen: unveröffentlichter Fragebogen.

Muris, P., Meesters, C. & Gobel, M. (2001). Reliability, validity, and normative data of the Penn State Worry Questionnaire in 8–12-yr-old children. *Journal of Behavior Therapy and Experimental Psychiatry, 32,* 63–72.

Musch, J. & Bröder, A. (1999). Überprüfung der psychometrischen Eigenschaften un der Validität des multidimensionalen Prüfungsängstlichkeitsinventars TAI-G. *Zeitschrift für Pädagogische Psychologie, 13,* 100–105.

Mussgay, L. & Rüddel, H. (2004). Autonomic dysfunctions in patients with anxiety throughout therapy. *Journal of Psychophysiology, 18,* 27–37.

Nader, K., Blake, D. & Kriegler, J. (1994). *Clinician Administered PTSD Scale for Children (CAPS-C). Current and lifetime diagnosis version, and instruction manual.* Los Angeles: Neuropsychiatric Institute and National Center for PTSD, UCLA.

Nemeroff, C. B. (2002). Comorbidity of mood and anxiety disorders: the rule, not the exception? *American Journal of Psychiatry, 159,* 3–4.

Noyes, J. R., Carney, C. P. & Langbehn, D. R. (2004). Specific phobia of illness: search for a new subtype. *Journal of Anxiety Disorders, 18,* 531–545.

Nyberg, E. & Frommberger, U. (2001). *Clinican-Administered PTSD-Scale (CAPS) – deutsche Version.* Universitätsklinik Freiburg, Abteilung für Psychiatrie und Psychotherapie mit Poliklinik: unveröffentlichtes Manuskript.

Nyberg, E. & Stieglitz, R.-D. (2003). Clinican-Administered PTSD Scale (CAPS). In J. Hoyer & J. Margraf (Hrsg.), *Angstdiagnostik* (S. 375–379). Berlin: Springer.

Oei, T. P., Moylan, A. & Evans, L. (1991). Validity and clinical utility of the Fear Questionnaire for anxiety-disorder patients. *Psychological Assessment, 3,* 391–397.

Ollendick, T. H. (1983). Reliability and validity of the revised Fear Survey Schedule for Children (FSSC-R). *Behaviour Research and Therapy, 21,* 685–692.

Pauli, P. & Mühlberger, A. (1996). *Flugangstfragebogen (FFS) – deutsche Version.* Eberhard-Karls-Universität Tübingen: unveröffentlichter Fragebogen.

Pennebaker, J. (2000). Psychological factors influencing the reporting of physical symptoms. In A. A. Stone, J. S. Turkkan, C. A. Bachrach, J. B. Jobe, H. S. Kurtzman, & V. S. Cain (Eds.), *Science of self-report: Implications for research and practice* (pp. 299–315). Mahwah: Erlbaum.

Petermann, U., Essau C. A. & Petermann, F. (2002). Angststörungen. In: F. Petermann (Hrsg.), *Lehrbuch der Klinischen Kinderpsychologie und -psychotherapie* (5. korr. Aufl.; S. 227–270). Göttingen, Hogrefe.

Petermann, U. & Petermann, F. (2003). *Training mit sozial unsicheren Kindern* (8. völlig veränd. Aufl.). Weinheim: Beltz/Psychologie VerlagsUnion.

Peters, L. (2000). Discriminant validity of the Social Phobia and Anxiety Inventory (SPAI), the Social Phobia Scale (SPS) und the Social Interaction Anxiety Scale (SIAS). *Behaviour Research and Therapy, 38,* 943–950.

Pilowsky, I. (1967). Dimensions of hypochondriasis. *British Journal of Psychiatry, 113,* 89–93.

Pössel, P. & Hautzinger, M. (2002). Spinnen-Angst-Fragebogen (SAF). Validierung der deutschen Version des „Fear of Spiders Questionnaire" (FSQ). *Zeitschrift für Klinische Psychologie, Psychiatrie und Psychotherapie, 50,* 207–218.

Quast, H., Jerusalem, M. & Sarason, I. G. (1986). Reaktionstendenzen gegenüber Tests (RTT-G) [Reactions to Tests; German version]. In R. Schwarzer (Hrsg.), *Skalen zur Befindlichkeit und Persönlichkeit* (S. 139–155). Berlin: Freie Universität Berlin.

Rapee, R. M., Craske, M. G., Brown, T. A. & Barlow, D. H. (1996). Measurement of perceived control over anxiety-related events. *Behavior Therapy, 27,* 279–293.

Ravens-Sieberer, U. & Bullinger, M. (1998). Assessing health-related quality of life in chronically ill children with the German KINDL. *Quality of Life Research, 7,* 399–407.

Reinecker, H. (1998). *Zwänge. Diagnose, Theorien und Behandlung* (2. Aufl.). Bern: Huber.

Reiss, S. & McNally, R. J. (1985). Expectancy model of fear. In S. Reiss & R. R. Bootzin (Eds.), *Theoretical issues in behaviour therapy* (pp. 107–121). San Diego: Academic Press.

Reiss, S., Peterson, R. A., Gurskey, D. M. & McNally, R. J. (1986). Anxiety sensitivity, anxiety frequency, and the prediction of fearfulness. *Behaviour Research and Therapy, 24,* 1–8.

Rinck, M., Bundschuh, S., Engler, S., Müller, A., Wissmann, J., Ellwart, T. & Becker, E. S. (2002). Reliabilität und Validität dreier Instrumente zur Messung von Angst vor Spinnen. *Diagnostica, 48,* 141–149.

Rodriguez, B. F., Bruce, S. E., Pagano, M. E., Spencer, M. A. & Keller, M. B. (2004). Factor structure and stability of the Anxiety Sensitivity Index in a longitudinal study of anxiety disorder patients. *Behaviour Research and Therapy, 42,* 79–91.

Roemer, L. (2001). Measures of anxiety and related constructs. In M. M. Antony, S. M. Orsillo & L. Roemer (Eds.), *Practitioner's Guide to empirically based measures of anxiety* (pp. 49–79). New York: Kluwer Academic.

Rost, D. H. & Schermer, F. J. (1997). *Differentielles Leistungsangst Inventar.* Frankfurt: Swets Test Service.

Ruscio, A. M., Borkovec, T. D. & Ruscio, J. (2001). A taxonometric investigation of the latent structure of worry. *Journal of Abnormal Psychology, 110,* 413–422.

Sartory, G. (2003). Physiologische Maße der Angst und Vermeidung. In J. Hoyer & J. Margraf (Hrsg.), *Angstdiagnostik* (S. 55–75). Berlin: Springer.

Sartory, G., Roth, W. T. & Kopell, M. L. (1992). Psychophysiological assessment of driving phobia. *Journal of Psychophysiology, 6,* 311–320.

Schaible, R., Armbrust, M. & Nutzinger, D. O. (2001). Yale-Brown Obsessive Compulsive Scale: Sind Selbst- und Fremdrating äquivalent? *Verhaltenstherapie, 11,* 298–303.

Seligman, M. E. P. (1975). *Learned helplessness*. San Francisco: Freeman.

Schneider, S. & Hensdiek, M. (2003). Panikanfälle und Angstsensitivität im Jugendalter. *Zeitschrift für Klinische Psychologie und Psychotherapie, 32,* 219–227.

Schneider, S., Margraf, J., Spoerkel, H. & Franzen, U. (1992). Therapiebezogene Diagnostik: Reliabilität des Diagnostischen Interviews bei psychischen Störungen (DIPS). *Diagnostica, 38,* 209–227.

Schulte, D. (1976). Fear Survey Schedule. In D. Schulte (Hrsg.), *Diagnostik in der Verhaltenstherapie* (S. 258–261). München: Urban & Schwarzenberger.

Schwerdtfeger, A. (2004). Predicting autonomic reactivity to public speaking: don't get fixed on self-report data! *International Journal of Psychophysiology, 52,* 217–224.

Simon, N. M., Otto, M. W., Smits, J. A., Nicolaou, D. C., Reese, H. E. & Pollack, M. H. (2004). Changes in anxiety sensitivity with pharmacotherapy for panic disorder. *Journal of Psychiatric Research, 38,* 491–495.

Slade, T. & Andrews, C. (2001). DSM-IV and ICD-10 generalized anxiety disorder: discrepant diagnoses and associated disability. *Social Psychiatry and Psychiatric Epidemiology, 36,* 45–51.

Spielberger, C. D., Gorsuch, R. L. & Lushene, R. E. (1970). *Manual for the State-Trait-Anxiety Inventory*. Palo Alto: Consulting Psychologists Press.

Spitzer, R. L., Abraham, G., Reschke, K. & Freyberger, H. J. (2001). Die deutsche Version der Modified PTSD Symptom Scale (MPSS): Erste psychometrische Befunde zu einem Screeningverfahren für posttraumatische Symptomatik. *Zeitschrift für Klinische Psychologie und Psychotherapie, 30,* 159–163.

Spitznagel, A., Schlutt, S. & Schmidt-Atzert, L. (2000). Redeängstlichkeit: Entwicklung eines mehrdimensionalen Verfahrens. *Diagnostica, 46,* 47–55.

Stangier, U. & Heidenreich, T. (2005). Liebowitz Soziale Angst-Skala. In CIPS (Hrsg.), *Internationale Skalen für Psychiatrie* (5. vollst. überarb. u. erweit. Aufl.). Göttingen: Hogrefe.

Stangier, U., Heidenreich, T., Berardi, A., Golbs, U. & Hoyer, J. (1999). Die Erfassung Sozialer Phobie durch die Social Interaction Anxiety Scale (SIAS) und die Social Phobia Scale (SPS). *Zeitschrift für Klinische Psychologie, 28,* 28–36.

Stangier, U., Heidenreich, T., Ehlers, A. & Clark, D. M. (1996a). *Fragebogen zu Sicherheitsverhalten in sozialen Situationen (SPV)*. Johann-Wolfgang Goethe-Universität Frankfurt: unveröffentlichtes Manuskript.

Stangier, U., Heidenreich, T., Ehlers, A. & Clark, D. M. (1996b). *Fragebogen zu sozialphobischen Einstellungen (SPE)*. Johann-Wolfgang Goethe-Universität Frankfurt: unveröffentlichtes Manuskript.

Stangier, U., Heidenreich, T., Ehlers, A. & Clark, D. M. (1996c). *Fragebogen zu sozialphobischen Kognitionen (SPK)*. Johann-Wolfgang Goethe-Universität Frankfurt: unveröffentlichtes Manuskript.

Stanley, M. & Beck, J. (2000). Anxiety disorders. *Clinical Psychology Review, 20,* 731–754.

Steinhausen, H.-C. (1988). *Psychische Störungen bei Kindern und Jugendlichen*. München: Urban & Schwarzenberg.

Stöber, J. (1995). Besorgnis: Ein Vergleich dreier Inventare zur Erfassung allgemeiner Sorgen. *Zeitschrift für Differentielle und Diagnostische Psychologie, 16,* 50–63.

Stöber, J. & Bittencourt, J. (1998). Weekly assessment of worry: An adaptation of the Penn State Worry Questionnaire for monitoring changes during treatment. *Behaviour Research and Therapy, 36,* 645–656.

Stöber, J. & Joormann, J. (2001a). A short form of the Worry Domains Questionnaire: Construction and factorial validation. *Personality and Individual Differences, 31,* 119–126.

Stöber, J. & Joormann, J. (2001b). Worry, procrastination, and perfectionism: Differentiating amount of worry, pathological worry, anxiety, and depression. *Cognitive Therapy and Research, 25,* 49–60.

Ströhle, A. (2002). Humanexperimentelle Angstmodelle: Die experimentelle Provokation von Panikattacken. *Psychotherapie, 7,* 220–227.

Szymanski, J. & O'Donohue, W. (1995). Fear of Spiders Questionnaire. *Journal of Behavior Therapy & Experimental Psychiatry, 26,* 31–34.

Tallis, F., Eysenck, M. W. & Mathews, A. (1992). A questionnaire for the measurement of non-pathological worry. *Personality and Individual Differences, 13,* 161–168.

Taylor, S. & Cox, B. J. (1998). An expanded Anxiety Sensitivity Index: Evidence for a hierarchic structure in a clinical sample. *Journal of Anxiety Disorders, 12,* 463–483.

Teachman, B. A. & Woody, S. R. (2003). Automatic processing in the spider phobia: implicit fear associations over the course of treatment. *Journal of Abnormal Psychology, 112,* 100–109.

Thayer, J. F. & Lane, R. D. (2000). A model of neurovisceral integration in emotion regulation and dysregulation. *Journal of Affective Disorders, 61,* 201–216.

Thurner, F. & Tewes, U. (2000). *Kinder-Angst-Test II (KAT II).* Göttingen: Hogrefe.

Tönnies, S., Mehrstedt, M. & Eisentraut, I. (2002). Die Dental Anxiety Scale (DAS) und der Dental Fear Survey (DFS) – Zwei Messinstrumente zur Erfassung von Zahnbehandlungsängsten. *Zeitschrift für Medizinische Psychologie, 11,* 63–72.

Turner, S. M., Beidel, D. C. & Wolff, P. L. (1996). Is behavioral inhibition related to the anxiety disorders? *Clinical Psychology Review, 16,* 157–172.

Turner, S. M., Beidel, D. C., Dancu, C. V. & Stanley, M. (1989). An empirically derived inventory to measure social fears and anxiety: The social phobia and anxiety inventory (SPAI). *Journal of Consulting and Clinical Psychology, 1,* 35–40.

Twenge, J. M. (2000). The age of anxiety? Birth cohort change in anxiety and neuroticism 1952–1993. *Journal of Personality and Social Psychology, 79,* 1007–1021.

Ullrich, R. & Ullrich de Muynck, R. (Hrsg.). (1978). *Soziale Angst und Soziale Kompetenz. Experimentelle Ergebnisse zum Assertiveness Training Program ATP. Bd. 1: Begriff, Messmittel, Entstehung.* München: Pfeiffer.

Ullrich, R. & Ullrich, R. (1994). *Das Assertiveness-Training-Programm ATP: Einübung von Selbstvertrauen und sozialer Kompetenz. Anleitung für den Therapeuten* (4. Aufl.). München: Pfeiffer.

Unnewehr, S., Schneider, S. & Margraf, J. (1995). *Kinder-DIPS. Diagnostisches Interview bei psychischen Störungen im Kindes- und Jugendalter.* Berlin: Springer.

van Rijsoort, S., Emmelkamp, P. & Vervaeke, G. (1999). The Penn State Worry Questionnaire and the Worry Domains Questionnaire: structure, reliability and validity. *Clinical Psychology and Psychotherapy, 6,* 297–307.

Vormbrock, F. & Neuser, J. (1983). Konstruktion zweier spezifischer Trait-Fragebogen zur Erfassung von Angst in sozialen Situationen (SANB und SVSS). *Diagnostica, 29,* 165–182.

Watson, D. & Friend, R. (1969). Measurement of social-evaluative anxiety. *Journal of Consulting and Clinical Psychology, 33,* 448–457.

Weisaeth, L. (1989). Torture of a Norwegians ship's crew: The torture, stress reactions and psychiatric after effects. *Acta Psychiatrica Scandinavica, 80* (Suppl. 355), 63–72.

Weiss, D. S. & Marmar, C. R. (1996). The Impact of Event Scale – Revised. In J. P. Wilson & T. M. Keane (Eds.), *Assessing psychological trauma and PTSD* (pp. 399–411). New York: Guilford.

Wells, A. & Davies, M. I. (1994). The Thought Control Questionnaire: A measure of individual differences in the control of unwanted thoughts. *Behaviour Research and Therapy, 32,* 871–878.

Wieczerkowski, W., Nickel, H., Janowski, A., Fittkau, B. & Rauer, W. (1981). *Angstfragebogen für Schüler (AFS)* (6. Aufl.). Göttingen: Hogrefe.

Wilhelm, F. H. & Roth, W. T. (1996). Ambulatory assessment of clinical anxiety. In J. Fahrenberg & M. Myrtek (Eds.), *Ambulatory Assessment. Computer-assisted psychological and psychophysiological methods in monitoring and field studies* (pp. 317–345). Göttingen: Hogrefe & Huber.

Wilhelm, F. H. & Roth, W. T. (2001). The somatic symptom paradox in DSM-IV anxiety disorders: suggestions for a clinical focus in psychophysiology. *Biological Psychology, 57,* 105–140.

Wittchen, H.-U. (1994). Reliability and validity studies of the WHO-Composite International Diagnostical Interview (CIDI): a critical review. *Journal of Psychiatric Research, 28,* 54–87.

Wittchen, H.-U. & Boyer, P. (1998). Screening for anxiety disorders. Sensitivity and specifity of the Anxiety Screening Questionnaire (ASQ-15). *British Journal of Psychiatry, 173 (Suppl. 34),* 10–17.

Wittchen, H.-U. & Jacobi, F. (2002). Die Versorgungssituation psychischer Störungen in Deutschland: eine klinisch-epidemiologische Abschätzung anhand des Bundes-Gesundheitssurveys 1998. *Psychotherapeutenjournal (0/2002),* 6–15.

Wittchen, H.-U., Kessler, R. C., Pfister, H. & Lieb, R. (2000). Why do patients with anxiety disorders become depressed? A prospective-longitudinal community study. *Acta Psychiatrica Scandinavica, 102 (Suppl. 406),* 14–23.

Wittchen, H.-U. & Pfister, H. (Hrsg.). (1997). *DIA-X-Interview: Manual für Screening-Verfahren und Interview; Interviewheft Längsschnittuntersuchung (DIA-X-Lifetime); Ergänzungsheft (DIA-X-Lifetime); Interviewheft Querschnittuntersuchung (DIA-X-12 Monate); Ergänzungsheft (DIA-X-12 Monate); PC-Programm zur Durchführung des Interviews (Längs- und Querschnittuntersuchung).* Frankfurt: Swets & Zeitlinger.

Wittchen, H.-U., Zaudig, M. & Fydrich, T. (1997). *SKID. Strukturiertes Klinisches Interview für DSM-IV. Achse I und II.* Göttingen: Hogrefe.

Wittchen, H.-U., Beloch, E., Garczynski, E., Holly, A., Lachner, G., Perkonigg, A., Pfütze, E.-M., Schuster, P., Vodermaier, A., Vossen, A., Wunderlich, U. & Zieglgänsberger, S. (1996). *Münchner Composite International Diagnostic Interview (M-CIDI, paper-pencil 2.2 2/95).* München: Max-Planck-Institut für Psychiatrie, Klinisches Institut (Eigendruck).

Wittchen, H.-U., Lachner, G., Wunderlich, U. & Pfister, H. (1998). Test-retest reliability of the computerized DSM-IV version of the Munich-Composite International Diagnostic Interview (M-CIDI). *Social Psychiatry and Psychiatric Epidemiology, 33,* 568– 578.

Wittchen, H.-U., Zaudig, M., Spengler, P., Mombour, W., Hiller, W., Essau, C. A., Rummler, R., Spitzer, R. L. & Williams, J. (1991). Wie zuverlässig ist operationalisierte Diagnostik? – Die Test-Retest-Reliabilität des Strukturierten Interviews für DSM-III-R. *Zeitschrift für Klinische Psychologie, 20,* 136–153.

Wolpe, J. & Lang, P. J. (1964). A fear survey schedule for use in behavior therapy. *Behaviour Research and Therapy, 2,* 27–30.

World Health Organization (Eds.) (1990). *Composite International Diagnostic Interview (CIDI): a) CIDI-interview (version 1.0); b) CIDI-user manual; c) CIDI-training manual; d) CIDI computer programs.* Genf: World Health Organization.

Zielke, M. & Kopf-Mehnert, C. (2001). Der VEV-R-2001: Entwicklung und testtheoretische Reanalyse der revidierten Form des Veränderungsfragebogens des Erlebens und Verhaltens (VEV). *Praxis Klinische Verhaltensmedizin und Rehabilitation, 14,* 7–19.

Zaworka, W., Hand, I., Jauernig, G. & Lünenschloß, K. (1983). *Hamburger Zwangsinventar (HZI).* Weinheim: Beltz-Test.

Zvolensky, M. J., Arrindell, W. A., Taylor, S., Bouvard, M., Cox, B. J., Steward, S. H., Sandin, B., Cardenas, S. J. & Eifert, G. H. (2003). Anxiety sensitivity in six countries. *Behaviour Research and Therapy, 41,* 841–859.